Inke Jochims: Zucker und Bulimie

Inke Jochims

Wie richtige Ernährung hilft, aus Bulimie und Binge Eating auszusteigen

Zucker und Bulimie

Hedwig Verlag, Berlin 2003

1. Auflage 2003
© 2003 by Hedwig-Verlag
Alle Rechte vorbehalten. Kein Teil des
Werkes darf in irgendeiner Form (durch
Fotografie, Mikrofilm oder ein anderes
Verfahren) ohne schriftliche Genehmigung
des Verlages reproduziert oder unter
Verwendung elektronischer Systeme
verarbeitet, vervielfältigt oder verbreitet
werden.

Veröffentlicht als Taschenbuch
Hedwig-Verlag Inke Jochims
Tel.: 030 - 804 97 905
Dickhardtstraße 61/62, 12159 Berlin
Umschlaggestaltung: kursiv, Katrin Schek, Berlin
Zeichnungen: kursiv, Sebastian Quellmann,
Katrin Schek, Berlin
Foto Bonbons: PhotoAlto
Foto Inke Jochims: Barbara Dietl, Berlin
Foto Wasserfall: Joachim Brauer, Berlin
Redaktion: Susann Pásztor
Druck und Bindearbeiten: Ruksaldruck, Berlin
www.hedwig-verlag.de
ISBN 3-9808847-0-8

Inhalt

Einführung: Hunger, Heißhunger und Bulimie ... 9

**1. Kapitel: Legenden zum Thema „Bulimie"
und wie sie einer Heilung im Wege stehen** ... 16

2. Kapitel: Unterwegs zu einem gesunden Appetit ... 46
Das Paradies ... 52
Entfremdung ... 58

3. Kapitel: Kommunikation im Gehirn ... 66
Botenstoffe ... 66
Der synaptische Spalt ... 67
Rezeptoren ... 68
Wiederaufnahme ... 70
Synthese von Transmittern ... 72
Was kann schief gehen? ... 73

**4. Kapitel: Wie Hunger und Heißhunger
entstehen** ... 76
Zentrale Steuerung: Hypothalamus ... 76
Gesunder Hunger und gesunde Sättigung ... 78
Hunger ... 78
Sättigung ... 80
Neurotransmitter und Essverhalten ... 82
Anatomie einer Heißhungerattacke – ein Modell ... 86
Essstörungen ... 95

5. Kapitel: Neurotransmitter und Beziehungen ... 97
Die Unendlichkeit ... 97
Serotonin ... 98
Serotonin und Bindungen ... 98
Status ... 106
Status, Selbstwert, Aggressionen ... 110

Noradrenalin	113
Dopamin	114
Zusammenfassung	117

6. Kapitel: Neurotransmitter und ihre Wirkung auf das Verhalten – wie man ungewollt bulimisch bleibt

	120
Die Neurotransmitter	120
Serotonin	120
Noradrenalin	122
Dopamin	125
Bulimie und Persönlichkeit	126

7. Kapitel: Zucker, Fett und Bulimie Wie falsche Ernährung in Bulimie und Binge Eating hineinführt und sie stabilisiert

	132
Der Aufbau von Serotonin	132
1. Die Ausgangssubstanz: Tryptophan in der Nahrung	135
2. Der Verbrauch im Stoffwechsel: Wieviel Tryptophan bleibt für die Serotoninproduktion im Gehirn schließlich übrig?	136
3. Der Transport von Tryptophan ins Gehirn	137
4. Die Umwandlung von Tryptophan zu Serotonin im Gehirn	140
Zucker und Bulimie	140
Kohlenhydrate	141
Warum der Serotoninaufbau trotz Erbrechen funktioniert	146
Was hilft gegen die zweite Attacke?	147
Warum ständig Gier nach Süßem? Antwort Nr. 2: Adrenal Fatigue – die Ermüdung der Nebennierenrinde	148

Low-Fat-Theorie und Bulimie — 152

8. Kapitel: Warum Zucker süchtig macht und den Appetit auf neue Attacken auslöst — 158

9. Kapitel: Wie richtige Ernährung hilft, aus Bulimie und Binge Eating auszusteigen — 165
Richtige Ernährung — 166
Was kann man essen? — 168
  Den Blutzucker stabil halten: Lebensmittel mit niedrigem glykämischen Index — 168
  Stabiler Serotoninspiegel: Tryptophan, Niacin und Vollkornprodukte — 169
  Keine Überstimulierung durch zuviel Tyosin und Phenylalanin — 169
  Fett und Öl — 170
Wann essen? — 171
Wieviel darf ich wovon essen? — 176
Günstige Lebensmittel (wählen) — 176
Ungünstige Lebensmittel (meiden) — 178
Nahrungsergänzungsmittel — 180
Warum Abführmittel Heißhungeranfälle auslösen — 181
Was Sport kann – und warum man welchen Sport treiben sollte — 182
Schlaf — 183
Schreiben — 183
Musik — 183
Bulimie und der innere Dialog — 184

Anmerkungen — 187

Literaturliste — 197

Einführung: Hunger, Heißhunger und Bulimie

Linda hat gerade mit ihrer Mutter telefoniert.

Linda ist unterwegs zur Uni. Es ist 10 Uhr. Ihre Mutter hat sie, wie üblich, auf dem Handy erreicht. Nach dem Telefonat rennt Linda direkt in die nächste Kaufhalle. Sie kauft Kekse, sie öffnet die erste Packung bereits in der Kassenschlange und dann, endlich draußen, beginnt sie zu essen. Keks um Keks, sie schlingt und schlingt, sie kann nicht mehr aufhören, wie sie zu ihrer eigenen Verzweiflung bemerkt, aber sie macht weiter, durch irgendetwas getrieben macht sie weiter, so lange, bis sie die aufgenommene Nahrung irgendwo in der Stadt auf einem einsamen Klo wieder erbricht.

„Überleg mal", sagt der Lebensgefährte von Karen. „Du hast doch heute schon die ganzen Gummitierchen aufgegessen, und vorhin erst hattest du ein Eis, und das Mittagessen war reichlich!"

Aber Karen ist gar nicht mehr in einem Zustand, in dem sie noch überlegen könnte. Karen hat noch vor zwei Minuten ein quälendes Telefonat geführt. Genau genommen hat sie nicht bemerkt, was in diesem Telefonat auf der zwischenmenschlichen Ebene geschah, und sie hat auch nicht bemerkt, wie sehr es sie quälte, was geschah. Sie hatte irgendwie den Eindruck, mit einer guten Freundin über ein persönliches Problem zu sprechen, und nach Beendigung dieses Telefonats fand sie sich in einem rasenden Anfall von Wut und Verzweiflung wieder, in dem sie den Kühlschrank plünderte. Karen erbrach nicht, aber danach fühlte sie sich völlig am Boden.

Es sind keinesfalls nur sogenannte „essgestörte" Menschen, die Fressattacken erleben. Die meisten Menschen wissen einfach alles über gesunde Ernährung. Viele haben ausgedehnte Trainingseinheiten bei irgendwelchen Diätorganisationen hinter sich oder besitzen mindestens zwei bis drei, meist sehr qualifiziert geschriebene Rezeptbücher zum Thema gesunde Ernährung. Sie wissen ganz genau, wie man fettarm kocht und wie gesund frisches Gemüse ist – so lange, bis sie in Stress geraten. Und dann ertappen sie sich dabei, wie sie sich ein Kilo

Pralinen kaufen und die Packung noch im Auto aufreißen und Stück für Stück verschlingen, ohne aufhören zu können, als sei es die letzte Mahlzeit auf dieser Erde.

Dieser Hunger ist der sogenannte psychologische Hunger. So definiert es die M.I.T.-Professorin (Massachussets Institute of Technology, USA) Judith Wurtman, die zusammen mit ihrem Mann Richard Wurtman Pionierin bei der Erforschung des Zusammenhangs zwischen dem Botenstoff Serotonin, Depressionen und Heißhungerattacken ist. Judith Wurtman nennt diesen besonderen, durch Serotoninmangel ausgelösten Hunger in Abgrenzung zum „normalen" Hunger den psychologischen Hunger, während sie den gewöhnlichen, gesunden Hunger als physiologischen Hunger bezeichnet. Die Wurtmans stellten fest, dass ein Mangel an Serotonin sich in vielen Lebensbereichen auswirkt. Vor allem aber löst ein Mangel an Serotonin im Gehirn Heißhunger auf Kohlenhydrate (Brot, Nudeln, Reis, Cornflakes etc.) und Süßigkeiten aus.

Ende der 70er und ganz besonders in den 80er und 90er Jahren des letzten Jahrhunderts begann die Erforschung, welche Botenstoffe im Gehirn die Nahrungsaufnahme beeinflussen. Wichtige Vorreiter des neuen Forschungsgebietes waren, wie schon erwähnt, das Ehepaar Judith und Richard Wurtmann und ihre Erkenntnis, dass der Konsum von Kohlenhydraten die verfügbare Menge des Neurotransmitters Serotonin im Gehirn beeinflusst. Serotonin ist ein Botenstoff, der nicht nur für den Konsum von Kohlenhydraten zuständig ist, sondern auch Stimmung und Verhalten entscheidend beeinflusst. Die Wurtmans konnten daher die direkte Wirkung eines Makro-Nährstoffs (Kohlenhydrate) auf Stimmung und Verhalten von Menschen nachweisen. Nahrung war von da an nicht mehr etwas, das einfach nur zum Körper gehörte. Mit diesem Forschungsergebnis war deutlich geworden, dass Nahrung eine kraftvolle Droge ist, die seelisches Geschehen beeinflusst. Andere Forscher folgten ihnen und begannen das Puzzle Stückchen für Stückchen zusammenzutragen. Sehr bald wurde deutlich, dass nicht nur Serotonin das Essverhalten beeinflusst und die Verfügbarkeit dieses Botenstoffes durch Nahrung verändert wird, sondern dass dies für eine ganze Reihe weiterer Botenstoffe wie z.B. Noradrenalin ebenfalls gilt. Im Moment kann noch niemand sagen, dass er bereits das vollständige Bild hätte – aber die Umrisse sind erkennbar.

Heute weiß man, dass jegliche Nahrungsaufnahme über Botenstoffe geregelt wird und jegliche Nahrungsaufnahme wiederum die Verfügbarkeit und Wirksamkeit bestimmter Botenstoffe im Gehirn beeinflusst. Nahrung hat eine direkte Wirkung auf die Gehirnchemie und somit auf Stimmung und Verhalten. Botenstoffe, die das Verhalten bestimmen, bestimmen auch Hunger und Sättigung – und somit die Nahrungsaufnahme eines Menschen.

Psychologischer Hunger hat – ungeachtet seines Namens – nicht nur etwas mit „Psyche" zu tun. Er basiert auf einem realen körperlichen Geschehen – und entsprechend muss er befriedigt werden. Serotonin kann nur durch die (indirekte) Hilfe von Kohlenhydraten wieder aufgebaut werden, und wenn Serotonin fehlt, erzwingt das Appetitzentrum des Gehirns den Konsum von Kohlenhydraten. Wenn Serotonin fehlt, ist das Appetitzentrum (der Hypothalamus) stärker als jeder Wille. Wurde genügend Serotonin aufgebaut, ist man „satt" und kann die Nahrungsaufnahme beenden. Wenn Serotonin fehlt, fühlt man sich nicht satt, auch dann, wenn man längst „weiß", dass man eigentlich genug gegessen hat.

Das nächste, was von verschiedenen Forschungsteams, unter anderem von dem Psychologen John Hoebel, Princeton University, in einer Studie über Zucker und Entzugssymptome bei Ratten festgestellt wurde, war, dass süßes und fettes Essen süchtig machen kann – süchtig im gleichen Sinne wie Alkohol und Zigaretten. Zucker und Weißmehl verändern die Gehirnchemie so, dass die Selbstkontrolle zunehmend „außer Kraft" gesetzt wird. Einer der Botenstoffe, die bei diesem Prozess eine Rolle spielen, ist der körpereigene Botenstoff Beta-Endorphin, vielen bekannt vom „Runners High" der Jogger, der lustvolle und euphorische Gefühle erzeugt, wenn er im Gehirn ausgeschüttet wird. Zucker, Fett und Weißmehl provozieren ebenfalls, genau wie Lachen,

Musik, Kontakt, Laufen und andere lustvolle Erlebnisse, eine Ausschüttung dieses Botenstoffes. Frauen, die bulimisch reagieren, verfügen häufig über einen zu niedrigen Beta-Endorphinspiegel.

Bulimie – die klassische Bulimie, bei der erst große Mengen von hochkalorischen Lebensmitteln gegessen und dann wieder erbrochen werden –, ist genau wie Binge Eating, bei dem nicht erbrochen wird, das Resultat eines bestimmten Zustands der Gehirnchemie, einer ebenso psychischen wie körperlichen Problematik. Bulimie und Binge Eating können durch seelische Probleme ausgelöst werden und ziehen immer seelische Probleme nach sich, aber die Grundlage dieser Problematik ist eine körperliche Reaktion auf Sucht auslösende Nahrungsmittel, auf die der menschliche Körper und das menschliche Gehirn genetisch nicht vorbereitet sind. Einige Menschen reagieren stärker auf diese Lebensmittel und andere nicht, genau wie einige Menschen auf Alkohol stärker reagieren als andere. Es sind nicht nur die seelischen Probleme, die die Bulimie aufrechterhalten, es ist die physiologische Reaktion von Körper und Gehirn auf Zucker, Fett und Weißmehl.

In diesem Buch gehe ich davon aus, dass jemand, der unter Bulimie leidet, unter dem durch Serotoninmangel ausgelösten psychologischem Hunger leidet. Er leidet unter einer Dysfunktion des serotonergen Systems.

Das serotonerge System wird einerseits durch falsche Ernährung, andererseits durch bestimmte soziale Konflikte destabilisiert, besonders Konflikte im Bereich Fürsorge/Intimität sowie Status/Dominanz. Das serotonerge System, zusammen mit anderen Neurotransmittersystemen, beeinflusst sowohl die körperliche Ebene, also die Heißhungerattacken, als auch alle sonstigen psychischen Probleme, die häufig bei als „essgestört" etikettierten Menschen auftreten. Daher lindert jegliche Stabilisierung des serotonergen Systems ebenso die Anzahl und das Ausmaß der Attacken wie auch die psychischen Probleme.

Eine richtige Ernährung ist in diesem Falle so etwas wie ein Fundament. Das Fundament ist nicht das Haus, aber kein Haus steht lange ohne gutes Fundament. Bei einem bestehenden Serotoninmangel gibt es die starke Tendenz, das Defizit durch Süßigkeiten (und auch Alkohol und Zigaretten) auszugleichen, was das Problem kurzfristig lindert und langfristig verschlimmert. Selbst wenn der Zucker und andere Kohlenhydrate wieder erbrochen werden, tragen sie trotzdem zu einer Stabilisierung des serotonergen Systems bei, und daher ist Bulimie eine Lösung – zwar eine kurzfristig wirkende und verzweifelte, aber immerhin eine Lösung für das Gehirn, ungeachtet des psychisch bewusst erlebten Distress.

Die psychotherapeutische Forschung hat gezeigt, dass ein Mensch nur dann eine dysfunktionale Lösung aufgibt, wenn er dafür eine konstruktivere neue bekommt. Eine neue Lösung schließt eine neue Ernährung und dementsprechend ein neues Essverhalten ein.

Dazu möchte dieses Buch beitragen.

Psychotherapie kann – wenn die Beziehung zwischen Therapeut und Klient gut ist – ein sicheres Gefühl von Bindung verschaffen und in Folge dieser gesunden Bindung sowohl kurz- als auch langfristig den Serotoninspiegel heben. Wenn z.B. eine Therapie Deutungen anbietet, die den vergangenen Schrecken so erklären, dass der Klient von Schuld und Scham entlastet wird, dann hebt sie den Serotoninspiegel.

Therapie kann helfen, die Auslöser für bulimische Attacken herauszufinden. Welche soziale Situation, welches Gefühl, welche Erinnerung bedeutet für die betroffene Frau einen so starken Stress, der den Serotoninspiegel so stark absinken lässt, dass sie das Erlebnis nur mit Hilfe einer Attacke bewältigt? Welche alternativen Möglichkeiten gibt es?

Die durch Therapie und Einsicht gewonnene Erkenntnis, welcher soziale oder psychische Konflikt einst die Bulimie auslöste, geschieht durch den Cortex, den neueren Gehirnteil, der für Erkenntnisse, logische Erklärungen und zahlreiche andere kognitive Aufgaben zuständig ist. Dieser hat jedoch auf die Appetitregulierung durch den Hypothalamus, einen Gehirnteil, den man auch zum „Unbewussten" zählen kann und der für das Überleben in einer ganz anderen Umwelt als der heutigen entstand, kaum Einfluss – und der Hypothalamus ist der Ort, an dem die Attacken ausgelöst werden. Heißhungerattacken und Sucht sind ein Problem des „alten", therapeutische Erkenntnisse eine Angelegenheit des „neuen" Gehirns. Es kommt also darauf an, Lösungen zu finden, bei denen beide zusammenarbeiten können.

Selbst wenn richtig ist, dass ursprünglich der jahrelange Stress eines Autonomiekonflikts die Bulimie auslöste, ist nicht unbedingt gewährleistet, dass die Erkenntnis, dass es so war, die Bulimie auch beendet.

Therapie, besonders ambulante Therapie, kann einen instabilen Blutzuckerspiegel nicht stabilisieren oder Ernährungsfehler ausgleichen, und ein instabiler Blutzuckerspiegel in Zusammenhang mit einem instabilen Serotoninspiegel „provoziert" das alte Gehirn zu Fehlverhalten. Der Therapeut sieht seine Klientin einmal pro Woche und selten öfter. Therapie kann keine mangelnden Vitaminvorräte auffüllen, und Therapie kann keinen Mineralstoffmangel ausgleichen. Therapie kann nicht den Suchteffekt von Nahrungsmitteln verhindern, die während des bulimischen Rituals konsumiert werden.

Das Problem aller klassischen, ambulanten Therapien ist folgendes: Therapeut und Klient bearbeiten das, was Therapie tatsächlich leisten kann, sie beschreiben und lösen den Kernkonflikt, der Therapeut oder die Therapeutin vermitteln korrigierende Erfahrungen wie z.B. eine sichere Bindung – aber während all dies geschieht und seine natürliche Zeit braucht, sind Blutzucker- und Serotoninspiegel instabil, die Ernährung der Klientin ist häufig fehlerhaft, und die Heißhungerattacken bleiben für sehr lange Zeit bestehen, was für die betroffenen Frauen (und Männer) eine immense Belastung darstellt.

Da Bulimie an sich bereits ein sehr starker Stress ist und die Vitamin- und Mineralstoffvorräte plündert, entsteht ein Teufelskreis. Der vergleichsweise gering wirkende Effekt einer einzelnen Stunde (jedenfalls auf den Serotoninspiegel) wird überlagert von den weit stärkeren Impulsen eines außer Kontrolle geratenen Hypothalamus. Weil Vitamine fehlen, wird nach wie vor zu wenig Serotonin aufgebaut, und die Attacken gehen weiter. Aus diesem Grunde dauern Therapien manchmal viele Jahre, aber das kann das Leben der Betroffenen zerstören.

Deswegen muss sich eine bulimische Frau, die ihr Problem lösen möchte, dafür entscheiden, alles Notwendige, was sie außerhalb der Therapie tun kann, selbst in die Hand zu nehmen.

Es gibt Verhaltensweisen, die sich günstig auf den Serotoninspiegel und den Spiegel anderer Transmitter auswirken – Verhaltensweisen, die nicht viel mit der Vergangenheit der Betroffenen zu tun haben, die aber den aktuellen Zustand der Gehirnchemie korrigieren. Eine davon ist richtige Ernährung.

Dieses Buch ist daher nicht als Alternative zu einer bestehenden Therapie gedacht, sondern als Ergänzung. Es richtet sich vor allem an Frauen und Männer, die unter der „klassischen" Bulimie mit ausgeprägten Heißhungerattacken, und Frauen, die unter Binge Eating, also Heißhungerattacken ohne Erbrechen, leiden. Frauen, die Bulimie praktizieren, aber eigentlich magersüchtig sind, profitieren auch von diesem Buch – aber hier gibt es häufig ein anderes Problem, nämlich dass Hungern an sich bereits lustvoll (und Serotonin steigernd) sein kann. Dieses Problem wird in diesem Buch nicht ausführlich behandelt. Trotzdem: Die vorgeschlagene Ernährung hilft natürlich auch in diesem Falle.

Es ist ein „Zwei-Wege-System": Nicht nur die Psyche beeinflusst die gewählte Nahrung, die gewählte Nahrung beeinflusst auch die Psyche.

1. Kapitel: Legenden zum Thema „Bulimie" und wie sie einer Heilung im Wege stehen

Bulimie wurde erst seit vergleichsweise kurzer Zeit beschrieben. Zwar gab es erste Berichte bereits in der Antike, als man bemerkte, dass es nach langen Fastenzeiten zu Heißhungerattacken kam, und 1873 berichtete Sir Francis Gull von selten auftretenden Essattacken und Erbrechen bei einer anorektischen Patientin. Aber erst 1979 führte der englische Psychiater Gerald Russell den diagnostischen Begriff „Bulimie" in die Medizin und Psychologie ein und definierte Bulimie als eine Variante der Anorexie (Magersucht). Bulimie kommt von griechisch „Bous", „Stier", und „Limos", „Ochse", und bedeutet „ein so großer Hunger, dass ein Ochse verspeist werden könnte."

Die diagnostischen Leitlinie nach ICD 10 sind:

I Wiederholte Fressattacken (Verzehr kurzer Nahrungsmengen in kurzer Zeit mit Kontrollverlust) mit Nahrungsmengen von 500 - 9000 Kalorien
I Gewichtsreduzierende Maßnahmen wie Erbrechen, Missbrauch von Laxantien, Diuretika, Fasten, exzessiver Sport
I Dauer: 3 Monate mit durchschnittlich zwei Fressattacken + Kompensationsverhalten pro Monat
I Übermäßiger Einfluss von Gewicht und Figur auf den Selbstwert.

Die Forschungsergebnisse, die ein neurochemisch begründetes Verständnis dieser Problematik möglich machen, sind erst seit Mitte der 90er Jahre in einer für Nicht-Chemiker lesbaren Form verfügbar. Therapeuten, Ärzte und Betroffene stehen dem Phänomen der Bulimie aber sehr viel länger gegenüber. Daher haben sich viele „Erklärungslegenden" gebildet, die aus der Sicht der aktuellen Forschung überholt sind, die aber praktisch alle Beteiligten (Eltern, Therapeuten, Betroffene) im Kopf haben, weil sie in der Literatur zum Thema häufig benutzt werden. Da sie einer Heilung der Bulimie unter Umständen im Wege stehen, möchte ich sie hier kurz diskutieren und dem aktuellen Forschungsstand gegenüberstellen.

1. Legende: Fressattacken haben nichts mit der Art des gewählten Essens zu tun. Das Charakteristikum von Fressattacken sind die hohen Kalorienmengen, nicht die Art der gewählten Nahrungsmittel.

Der Psychoanalytiker Otto Kernberg hat einmal in einem Vortrag gesagt, er rede mit Essgestörten nicht über Essen, das mache seine Diätassistentin. Er sagte „Diätassistentin", und er sprach das Wort „Essen" aus, als wäre die Kenntnis von Kohlenhydraten oder Fetten etwas Zweitrangiges gegenüber der Kenntnis der „wirklichen" Probleme der menschlichen Seele[1].

Ein Mann, eine Frau. Ein Mann, der die wichtige Seele analysiert, und eine ihm untergebene Frau, die sich um den unwichtigen Körper kümmert. In Kernbergs Aussage zeigt sich bereits eine weit verbreitete Vorannahme aller psychologischen und psychoanalytischen Theorien zum Thema „Essstörungen": dass nämlich Essen eine für Essstörungen im Prinzip unwichtige Angelegenheit ist, die mit dem „eigentlichen" Problem nicht viel zu tun hat. Essen gehört zum Körper und nicht zur Seele, und weil beide nicht viel miteinander zu tun haben, kann man die Analyse der Ursachen für Essstörungen von der Betrachtung der Art der gegessenen Nahrungsmittel trennen. Tatsächlich stimmt das nicht. Die Fähigkeit beispielsweise zur Impulskontrolle hat neurochemische Voraussetzungen, die durch richtige Ernährung bereitgestellt und durch falsche Ernährung unterminiert werden können. Richtige Ernährung trägt also zu Regulierung und Lösung innerpsychischer Konflikte bei.

„Endlich", sagt Janine zu mir, „endlich glaubt mir jemand. Ich wusste immer schon, dass ich nach Zucker süchtig bin und nicht nach Paprika."

Wenn Psychologen, Psychotherapeuten und Psychoanalytiker über Esssucht schreiben, dann schreiben sie über Oralität und Nahrung. Sie schildern, wie die Mutter das Kind tröstet, indem sie ihm einen Keks gibt, und schließen daraus, dass das Kind so lernt, „Essen" als Ersatz für Gefühle zu gebrauchen, weil es nicht mehr weinen, sondern still sein soll und eben diese Aufforderung mit dem Keks assoziiert. Aber warum werden von einer Mutter oder einem Vater eigentlich immer Kekse, Brötchen, Banane oder Schokolade gewählt, wenn ein Kind ruhiggestellt werden soll? Broccoli hat sehr unterschiedliche Inhaltsstoffe im Vergleich zu Keksen. Warum werden Lebensmittel gewählt, die viel Glucose und/oder viel Zucker enthalten?

Es gibt Untersuchungen, dass Mütter, die ihren Kindern keine Zuwendung geben können, sie stattdessen mit Süßigkeiten trösten[2]. Niemand tröstet mit Broccoli. Psychologen, die den Missbrauch von Nahrung beschreiben, reden über Nahrung und geben, wenn sie ihre Aussagen belegen wollen, durchweg Beispiele an, in denen der Missbrauch von Zucker und raffinierten Kohlenhydraten in Kombination mit Fett beschrieben wird. Wie viele Schilderungen von „esssüchtigen" Frauen, die nachmittags frustriert mit einer Torte vor sich im Café sitzen, gibt es? Warum eigentlich am Nachmittag? Und warum überhaupt Torte? Warum schreibt niemand über eine esssüchtige Frau, die aus lauter Kummer über ihren untreuen Ehemann oder ihre dominante Mutter nachmittags vor einem blutig gebratenen 250 Gramm-Filetsteak sitzt, danach nicht aufhören kann und noch ein zweites Stück bestellt, diesmal *medium* gebraten oder sogar *well done*?

Die Antwort ist einfach: Psychotherapeuten hören solche Geschichten während der Stunden, in denen sie mit Klienten arbeiten, deshalb nicht, weil es sie nicht gibt. Wenn sie am Schreibtisch Beispiele für ihre theoretische Arbeit wählen, schreiben sie das auf, was sie tatsächlich gehört haben – und das ist der Missbrauch von Zucker und Fett zum Zwecke dessen, was die Psychoanalytiker „Affektregulation" nennen. Mit Broccoli lassen sich keine Spannungen und Frustrationen abbauen, weil er anders auf das Gehirn und somit auf die Psyche wirkt als Zucker.

Frauen, die unter Bulimie leiden, essen während ihrer Attacken vor allem die Nahrungsmittel, die erstens schnell den Serotoninspiegel steigen lassen und von denen beispielsweise der Psychologe John Hoebe zeigen konnte, dass sie Sucht auslösend sind, wie der *New Scientist* im Februar 2003 berichtete[3]. Die Art der Nahrungsmittel ist also relevant für die Entstehung von Fressattacken.

2. Legende: Esssucht ist eine stoffungebundene Sucht. Nahrung ist keine psychotrope Substanz (wie Alkohol oder Nikotin).

Im deutschen Sprachgebrauch bedeutet „alkoholsüchtig", dass jemand süchtig nach Alkohol ist, „heroinsüchtig", dass jemand süchtig nach Heroin ist, „nikotinsüchtig", dass jemand süchtig nach Nikotin ist und „kokainsüchtig", dass er oder sie süchtig nach Kokain ist. „Fettsüchtig" würde also bedeuten, dass jemand süchtig nach Fett und „esssüchtig", dass jemand süchtig nach Essen ist.

Wenn eine Frau oder ein Mann sich als „esssüchtig" bezeichnen oder bezeichnet werden, sind sie in aller Regel nicht nach irgendeiner Art von Essen süchtig. Ich kenne niemanden, der ein Problem damit hat, große Mengen von Obst oder Gemüse zu essen (außer Bananen und Feigen, die soviel Süße enthalten, dass sie eigentlich natürliche Süßigkeiten sind). Viele Menschen können literweise Milch trinken, die viel Milchzucker enthält, aber sehr wenige Menschen können zwei Steaks mit Kräuterbutter ohne Kartoffeln oder andere Kohlenhydratbeilage essen. Und selbst wenn sie es könnten: Ich kenne niemanden, der es im Rahmen eines Essanfalls auch tut. Ich kenne auch in der Literatur keine Beschreibung eines solchen Verhaltens.

Es gibt auch keine Fettsucht. Kaum jemand ist wirklich süchtig nach purem Fett.

Wenn jemand zu mir sagt, er wäre fettsüchtig, bitte ich ihn oder sie, zu Hause ein Schnapsglas Olivenöl pur zu trinken. Alle, denen ich das auftrug, verzogen schon bei der Vorstellung angewidert das Gesicht. Fett alleine schmeckt schal, und schon kleine Mengen von Fett, ohne

Proteine oder Kohlenhydrate genossen, lösen schnell Ekel aus. Wenn zuviel Fett konsumiert wird, dann in Zusammenhang mit Kohlenhydraten, beispielsweise als Pizza, als Kartoffelchips, als Torte oder Schokoladenriegel, auch im Zusammenhang mit Eiweiß als versteckte tierische Fette.

Alle Süchte bzw. Abhängigkeiten bedeuten, dass man zwanghaft nach einer Veränderung der Stimmung strebt, indem man sich in einem bestimmten Prozess engagiert, ungeachtet der Konsequenzen. Jemand, der sich süchtig oder abhängig verhält, benutzt bestimmte Substanzen, ungeachtet und meist auch im Bewusstsein der negativen Konsequenzen seines Tuns.

Alkoholiker verändern ihre Stimmung mit Alkohol, Heroinsüchtige mit Heroin, Zuckersüchtige mit Zucker. Die allermeisten Raucher wissen, was sie tun, aber dennoch rauchen sie weiter.

1780 begriff der schottische Arzt Trotter, dass „die Begierde nach häufiger Trunkenheit eine durch die chemische Natur der alkoholischen Getränke hervorgerufene Krankheit ist".

Bevor erkannt wurde, dass die chemische Substanz Ethanol Sucht auslösend sein kann, war der Alkoholiker in der moralischen Bewertung der Kirche und damit der Gesellschaft ein Sünder; nach Einführung des Krankheitskonzeptes wurde der Säufer zum Kranken. 1968 wurde Alkoholismus erstmals vom Bundessozialgericht als Krankheit definiert. 1980 beschrieben Bundesverwaltungs- und Bundesarbeitsgericht Alkoholismus als eine in der Regel nicht selbst verschuldete Krankheit, in Anerkennung der multifaktoriellen Ursachen des Alkoholismus.

Die Folgen dieser Neubewertung des Alkoholismus, die möglich wurde, als man den Sucht auslösenden Charakter von Ethanol erkannte, waren erstens ein empathischeres Verhalten dem Alkoholiker gegenüber, was sich unter anderem in Schutzgesetzen für Arbeitnehmer, die alkoholsüchtig werden, ausdrückt. Zweitens hat man eine Reihe von Gesetzen erlassen, um Kinder so lange von dieser Droge fernzuhalten, bis sie alt genug sind, um die Folgen ihres Tuns abschätzen zu können. Drittens ist die therapeutische Strategie bei Alkoholismus eindeutig: Jede Therapieform will den Alkoholiker darin unterstützen, die Droge Alkohol ganz aufzugeben.

Alkoholismus gilt als Krankheit, auch in Anerkennung der Tatsache, dass die Substanz Ethanol irgendwann den sogenannten freien Willen außer Kraft setzen kann. Gerade weil jeder Therapeut weiß, dass bei einem echten Alkoholiker das kleinste Schlückchen schon zuviel sein kann, wird er den Alkoholiker überzeugen, die Kraftprobe mit der eigenen Willenskraft gerade nicht aufzunehmen. Eben weil das Suchtgedächtnis funktioniert wie es funktioniert, wird jeder Alkoholiker auf Entzug aufgefordert, schon zum Gin in der Tomatensuppe strikt „Nein" zu sagen.

Der Unterschied zwischen jemand, der Alkohol konsumiert und jemand, der Zucker oder Weißmehl zu sich nimmt, ist der, dass ersterer weiß, was er tut. Auch wenn das wenig Auswirkungen auf das Verhalten eines Süchtigen hat – das Wissen um das Suchtpotential hat Auswirkungen auf das Verhalten des nicht Süchtigen. Das bedeutet, es werden Strategien gelehrt und auch verlangt, mit dem Suchtmittel umzugehen. Man lernt als Kind rechtzeitig etwas über die Gefahren von Ethanol, man wird über die Folgen des Rauchens aufgeklärt. Sicherlich hilft das den bereits Abhängigen wenig, aber es hilft dabei, erst gar nicht abhängig zu werden.

Alkoholismus gilt als stoffgebundene Sucht, bei welcher eine sogenannte „psychotrope" Substanz konsumiert wird, um eine Stimmungs- und Verhaltensänderung zur erreichen. Alkohol, Nikotin, Kokain etc. heißen psychotrope Substanzen, weil sie die Biochemie des Gehirnes verändern und in der Folge auch Stimmung und Verhalten des Konsumenten. Die stoffgebundenen Süchte sind so definiert, dass sie an eine psychotrope Substanz gebunden sind, die die Abhängigkeit (mit) auslöst. Kurzum, bei einer stoffgebundenen Sucht nimmt man an, dass der Stoff besser weggelassen wird, wenn man aus der Sucht aussteigen möchte.

Ganz anders dagegen werden Essstörungen gesehen.

Das Suchtlexikon, herausgegeben von Prof. Dr. Franz Stimmer, reiht Essstörungen unter stoffungebundene Süchte ein[4].

Als stoffungebunden gilt eine Suchtform, die ohne den Konsum einer psychotropen Substanz gelebt wird. Eine stoffungebundene Sucht ist z.B. die Spielsucht. Sie heißt stoffungebunden, weil man nichts schluckt, was die Biochemie des Gehirns verändert. Süchtig macht in diesem Falle das Erlebnis zu spielen, der „Thrill". Wenn Essstörungen als stoffungebundene Sucht beschrieben werden, bedeutet dies, dass man annimmt, dass Nahrung keine psychotrope Substanz ist, was wiederum heißt, dass Nahrung angeblich nur den Körper nährt und keine Wirkung auf die Biochemie des Gehirns und somit auf Stimmung und Verhalten hat. Dies ist durch die Forschungsergebnisse des Ehepaares Wurtmann am M.I.T., Sarah Leibowitz, Psychologieprofessorin der Rockefeller University, Dr. John Fernstrom, University of Pittsburgh, und viele andere eindeutig widerlegt[5]. Alle genannten Forscher haben nachgewiesen, dass Nahrung die Verfügbarkeit bestimmter Botenstoffe wie Serotonin (aber nicht nur Serotonin) beeinflusst und somit eine direkte Wirkung auf Stimmung, Kognition und Verhalten hat.

Die Auffassung, das Esssucht keine stoffgebundene Sucht und Essen keine psychotrope Substanz ist, hat sich auch auf die Behandlung der Bulimie ausgewirkt. Hier galt bisher die strikte Lehrmeinung, dass Bulimie keine echte Sucht ist. So schreibt z.B. die Autorin Maja Langsdorff in einer im Jahre 2002 aktualisierten Version ihres Buches über Bulimie: „Im Vergleich mit den ‚gängigen' Süchten (Alkoholismus, Nikotin-, Medikamenten- und Drogenabhängigkeit) stellt die Ess-Brech-Sucht einen Sonderfall dar und ist definitionsgemäß nur eine psychische Abhängigkeit"[6].

Jegliche Nahrung, so weiß man heute, nicht nur die vielgerühmte Schokolade, sondern wirklich jede Nahrung vom Hühnchen über Bananen bis hin zum Vollkornbrot, nährt nicht nur den Körper, sondern ist auch eine psychotrope Substanz mit Auswirkungen auf das Gehirn, auf dessen Funktionsweise und somit auf Stimmung und

Verhalten. Jede Nahrung hat einen messbaren Einfluss auf die „Psyche", und daher muss meiner Ansicht nach Esssucht heute als eine stoffgebundene und nicht stoffungebundene Suchtform gesehen werden. Die Definition von Esssucht als eine „nur" psychische Abhängigkeit ist damit hinfällig. Esssucht ist eine stoffgebundene Sucht. Esssucht ist eine physische Abhängigkeit, und zwar von psychotropen Substanzen – stark wirkenden Substanzen wie Zucker und Weißmehl, häufig in Kombination mit Fett.

„Wenn mir das jemand erklärt hätte", sagt Janine zu mir, „ich hätte nie angefangen. Ernährungslehre sollte es in der Schule geben."

Diese Erkenntnis berührt unmittelbar die dritte wichtige Legende, die der Heilung der Bulimie häufig im Wege steht:

3. Legende: Drogen kann man entziehen, Essen nicht.

Dies schreibt z.B. Maja Langsdorff (und sie schreibt damit nichts anderes als die Lehrmeinung, die sich in praktisch jedem Buch über Bulimie wiederfindet): „Weil die Sache mit dem Entzug beim Essen nicht funktionieren kann, ist die essgestörte Frau im Nachteil gegenüber anderen ‚Entwöhnten'. Sie muss sich gewissermaßen ihrer Droge stellen und ein neues Verhältnis zu ihr finden. Gerade hierin unterscheiden sich Ess-Süchte von anderen Süchten."[7]

Tun sie das? Was wäre, wenn das nicht stimmt? Was wäre, wenn Zucker und raffinierte Weißmehle auf das Gehirn wirken würden wie Alkohol und somit eine bulimisch reagierende Frau zu ihren Ess-Brech-Orgien immer wieder neu verleiten würden? Was wäre, wenn man im Rahmen dieser Lehrmeinung eine bulimisch reagierende Frau dazu zwingt, ganz entspannt ihren Suchtauslöser immer und immer wieder zu konsumieren? Was wäre, wenn der Anspruch der Therapeutin, es sei möglich, sich der Droge zu stellen und ein neues Verhältnis zu ihr zu finden, gar nicht einlösbar wäre – nicht nur nicht einlösbar, sondern kontraindiziert, weil man eine bulimische Frau mit diesem Anspruch folglich über die Gebühr quälen würde? Ein Anspruch, den man niemals an einen Heroin- oder Kokainsüchtigen herantragen würde? Wieso ist Langsdorff sich so sicher, dass man bestimmte Sorten von Essen nicht entziehen kann?

Die allermeisten sogenannten Nahrungsmittel, die heute zur Verfügung stehen, kann man entziehen. Es gibt keinen einzigen Hinweis, keine einzige Studie, die aufzeigt, dass ein Mensch nur dann gesund bleibt, wenn er Pizza aus der Tiefkühltruhe, Aufbackbrötchen aus Weißmehl, Tütensuppe, Nutella, Softeis oder jene Riegel aus Billigschokolade und gesättigten Fetten konsumiert, die die Firma Masterfood nach einem Planeten benannt hat und tonnenweise verkauft. Es gibt keinen einzigen Grund, diese Nahrungsmittel nicht zu entziehen – außer vielleicht die Verdienstspannen der „Lebens"mittelindustrie, denn diese Nahrungsmittel sind billig herzustellen, leicht zu lagern und mit riesigem Gewinn zu verkaufen.

Ich bin der Überzeugung, dass man bestimmte Nahrungsmittel nicht nur entziehen kann, sondern häufig entziehen muss.

4. Legende: Das Schönheitsideal ist ursächlich für Bulimie. Bulimie erlaubt einer Frau, sowohl zu essen als auch dünn zu sein.

Frauen, die Bulimie praktizieren, fühlen sich ohne Zweifel dem Schönheitsideal sehr stark verpflichtet. Der Beginn der Bulimie wird häufig so erlebt, dass eine Diät gemacht und dann nicht durchgehalten wurde.

„Ich las davon in einem Roman", berichtet Gerit. „Ich ging zu einer Party und konnte endlich das ganze Büffet aufessen, ohne dass es mir schadet. Es war ein unglaubliches Glücksgefühl. Am Anfang dachte ich, ich hätte endlich die Lösung aller meiner Probleme gefunden."

Bleibt die Frage, warum sie das ganze Büffet aufessen wollte.

Der Ernährungspsychologe Volker Pudel beantwortet diese Frage mit dem ihm eigenen Charme: „Bulimie erlaubt einer Frau, zu essen und gleichzeitig dünn zu sein."[8]

1. Kapitel: Legenden zum Thema „Bulimie" und wie sie einer Heilung im Wege stehen

„Warum zerreißt es mich nicht?", fragt Mareike nach 10 Jahren Bulimie und zwei furchtbaren Tagen.
„Warum 10 000 Kalorien? Wie hält mein Körper das aus?"

Ich halte die Annahme, dass das Schönheitsideal ursächlich für Bulimie ist, für zynisch. Es ist letztlich eine „Das-Opfer-ist-selber-schuld"-Argumentation, weil so getan wird, als wäre der Auslöser für eine so furchtbare Krankheit wie Bulimie eine vermeidbare Eitelkeit. Dies spricht dem Elend der Betroffenen Hohn.

Erstens: Frauen, die Bulimie praktizieren, wissen sehr genau, dass sie in Zeiten verstärkter bulimischer Attacken zunehmen. Kohlenhydrate und Zucker werden schon nach sehr kurzer Zeit verstoffwechselt, und die Zeit zwischen Essen und Erbrechen reicht nicht, um alles wieder abzugeben. Wäre das Schönheitsideal tatsächlich die Ursache für die Bulimie, dann wäre der sogenannte Schlankheitswahn die stärkste Motivation, damit aufzuhören.

Das Erbrechen kann man mit dem Schönheitsideal erklären. Ganz sicher aber erklärt das Schönheitsideal nicht das Bedürfnis, soviel zu essen, dass das Erbrechen überhaupt nötig ist. Schon gleich ganz versagt diese Erklärung im Falle von Binge Eating, einer Krankheit, die als Sonderfall der Bulimie gilt und in der zwar während einer Attacke große Mengen gegessen werden, aber nicht erbrochen wird, und die Betroffenen ihr daraus resultierendes Übergewicht hinnehmen.

Die Ursache für Bulimie liegt ganz woanders. Meiner Erfahrung nach geht dem Ausbruch der Bulimie eine lange Zeit erniedrigender und verzweifelter Ereignisse und Erlebnisse voraus. In diesen Phasen lebt eine später bulimisch reagierende Anna meist in einer Beziehung, die ihr wenig Schutz und Unterstützung bietet, oft sogar sehr viel Abwertung und Schmerz bereitet. Da bei allen Primaten, sowohl bei Menschenaffen als auch beim Menschen, der Serotoninspiegel durch Einsamkeit und Statusverluste sinkt, geschieht bei ihr das Gleiche, was zu negativen Gefühlen über sich selbst führt. In dieser Zeit sinkt ihr Serotoninspiegel so stark ab, dass sie dessen natürlichen Schwankungen, die alle Menschen tagsüber erleben, nicht mehr ausgleichen kann. Jeder Mensch ist mal einsam, aber wenn sein Serotoninspiegel hoch genug ist, reagiert er darauf nicht mit Heißhungerattacken. Es ist wie ein Konto, das ständig überzogen ist: Jede weitere Ausgabe wird zuviel. Zuerst haben die später betroffenen Frauen keine Attacken, sondern beginnen plötzlich mehr Süßigkeiten oder Brot oder Nudeln zu essen als gewöhnlich. Das fällt meist sowohl ihnen selbst als auch ihrer Umgebung auf. Die durch den Süßigkeitenkonsum ausgelöste Gewichtszunahme gerät in Konflikt mit dem gesellschaftlichen Schönheitsideal, und daher fangen die Frauen mit Korrekturmaßnahmen auf der Ebene an, auf welcher sie das Problem erleben: der Gewichtszunahme. Von besorgten Vätern und Müttern werden sie darin meist sogar noch bestärkt. Sie beginnen mit dem Kampf gegen das Symptom, weil niemand ihnen und ihrer Umgebung die Ursache ihrer Krankheit erklärt. Aber: Diäten können das eigentliche Problem, den gesunkenen Serotoninspiegel, nicht korrigieren, und die wenigsten Diätbücher liefern genügend Informationen über süchtig machende Nahrungsmittel. Diäten, die zuwenig Vitamine und Spurenelemente enthalten oder sich auf einen Makronährstoff konzentrieren (nur Kohlenhydrate oder nur Eiweiß), können einen Serotoninmangel rapide verschlimmern, und zwar sehr stark. Tatsächlich kann eine falsche Diät der Auslöser (aber nicht die Ursache) für die erste bulimische Attacke sein, denn der Serotoninspiegel kann durch falsche Ernährung unerträglich abgesenkt werden. Je mehr der Serotoninspiegel sinkt, desto mehr steigt die Gier auf süß (und fett), und umso stärker wird der Impuls. Frau sehnt sich nach nichts mehr als diesem erlösenden Gefühl von Erleichterung, wenn sie isst. Irgendwann hält sie dem Druck nicht mehr stand und versucht, einen begangenen Diätfehler zu korrigieren – oder aber isst das ganze Büffet auf.

Sie hat Angst vor den Folgen und sucht kurzfristig Erleichterung im Erbrechen. Da sie aber ihre eigentliche Krankheit, die veränderte Gehirnchemie und die dadurch ausgelöste Sucht auf Zucker und Fett, immer noch nicht kennt, beschreibt sie die Diät sich selbst und ihrem

Therapeuten als Ursache des Problems. Die Erklärung, dass ihr Schönheitsideal über die Diät ihre Krankheit verursacht, klingt für alle Beteiligten außerordentlich plausibel, verwechselt aber Symptom und Krankheit.

Tatsächlich ist nicht die Eitelkeit der Grund für die Bulimie, sondern der gesunkene Sertotoninspiegel in Kombination mit Sucht auslösenden Lebensmitteln. Da der Serotoninspiegel auch für das Selbstwertgefühl mit „verantwortlich" ist und bei tiefem Serotoninspiegel auch das Selbstwertgefühl sinkt, sinkt auch ihres. In dieser Situation hat sie mehr Angst vor Kritik, ist viel verletzlicher und fürchtet jede Form von Ablehnung. Die Idee, ein Kilo zuzunehmen, ist furchtbarer für jemanden, der sich ohnehin schon verzweifelt, einsam und abgelehnt fühlt, als für jemanden, der sich geborgen und sicher fühlt.

Da sie die Ursache ihrer Krankheit nicht kennt, beginnt eine bulimisch reagierende Frau irgendwann das zu erforschen, was anscheinend das Problem auslöst: die Nahrungsmittel. Sie lernt den Kaloriengehalt auswendig in dem verzweifelten Versuch, ein Problem außen zu kontrollieren, das innen entstanden ist, von dem sie jedoch ahnt, aber nicht begründen kann, dass es auch mit der Umwelt zusammenhängt. Man hat sie gelehrt, bei der Kontrolle der Nahrungsaufnahme käme es vor allem auf das Quantum, die Zahl der Kalorien an, die jemand verzehrt. Mit 13 hat sie noch keine Biochemie studiert, Medizin auch nicht und ebenso wenig Physik oder Psychologie, und sie ist dem, was in ihrem Körper und ihrem Gehirn vorgeht, hilflos ausgeliefert. Später, wenn sie dann bei einem Therapeuten oder in einer Klinik landet, wird man diagnostizieren, die Tatsache, dass sie soviel über Essen weiß, sei ein Symptom ihrer Krankheit, vielleicht sogar die Ursache. Allerdings erklärt ihr weiterhin niemand, was sie eigentlich treibt, und so ist sie dem, was sie treibt, einigermaßen hilflos ausgeliefert. Kaum ein Zustand ist psychisch so schwer zu ertragen wie Hilf- und Hoffnungslosigkeit. Die Bedrohung, die eine betroffene Frau vor dem Essen oder dem Sattsein empfindet, ist eher eine Folge des

Problems als dessen Ursache. Je unkontrollierbarer das Problem, desto intensiver die Kontrollversuche, um die Hilflosigkeit abzuwehren. Irgendwann empfindet Anna bereits die Füllung ihres Magens nach einer Mahlzeit als Problem und als Bedrohung.

Ich sehe die manchmal tatsächlich sehr ausgeprägte Verpflichtung zum Schönheitsideal und die Bulimie als „Kinder der gleichen Mutter". Sie existieren nebeneinander, aber das Schönheitsideal ist nicht Ursache der Bulimie. Die gemeinsame Ursache ist ein gesunkener Serotoninspiegel. Die Legende vom Schönheitswahn, der ursächlich sei für die Bulimie, geht oft einher mit der nächsten Legende.

5. Legende: Heißhungerattacken entstehen durch den Versuch zu fasten, weil durch das kontrollbedingte Fasten der Blutzuckerspiegel zu stark absinkt. Dies wiederum löst neue Heißhungerattacken aus.

Warum essen Frauen erst und erbrechen dann? Eine Erklärung, die in verschiedenen Formen in der Literatur und so auch in dem bekannten Buch von Gröne „Wie lasse ich meine Bulimie verhungern" immer wieder wiederholt wird und die man den meisten Betroffenen erzählt hat, ist folgende: Frau ist dem gesellschaftlichen Ideal des schlanken Körpers verpflichtet. Daher versucht sie tagsüber zu fasten, sie versucht sich zu kontrollieren und ist dann nachmittags so unterzuckert, dass der Körper sich sein Recht nimmt und nun von ihr fordert, sie möge ganz viel essen. Sie gibt die Kontrolle kurzfristig auf und verschlingt dann sehr große Mengen. Irgendwann weiß sie, dass es viel zu viel ist und erbricht alles wieder, um dem gesellschaftlichen Ideal zu entsprechen. Sie versucht es erneut mit mehr Kontrolle. So gerät sie in einen Teufelskreis aus Essen und Erbrechen[9].

Bei diesem Modell liegt die Ursache des Problems in der durch die Frau ausgeübten Kontrolle im Dienste des Perfektionismus und des Schönheitsideals. Das Fasten bzw. das „Restraint Eating", das gezügelte Essen bzw. das Auslassen von Mahlzeiten soll den Unterzucker auslösen, der dann angeblich in Heißhungerattacken mündet.

Tatsächlich führt ein niedriger Blutzuckerspiegel zu Hungergefühlen und bei manchen Menschen zu regelrechten Heißhungerattacken. Daher klingt die Theorie, dass das Fasten oder das gezügelte Essen und der durch diesen Kontrollversuch abgesenkte Blutzuckerspiegel die gefürchteten Heißhungerattacken auslöst, so unwiderstehlich logisch, dass sie sich in der Mehrzahl der Bücher über Bulimie in der einen oder anderen Form wiederfindet. Sie hat nur einen ganz kleinen Schönheitsfehler: Sie ist falsch.

Wenn Sie Arzt, Therapeut oder Sozialpädagoge sind oder der Elternteil einer bulimischen Frau und sonst keine Bulimie praktizieren, möchte ich Sie an dieser Stelle zu einem kleinen wissenschaftlichen Experiment einladen. Es gilt, die Theorie, wonach ein durch Fasten abgesunkener Blutzucker zu Heißhungerattacken führt, zu überprüfen.

Lassen Sie drei Mahlzeiten aus, das Abendessen des letzten Tages sowie Frühstück und Mittagessen des nächsten Tages. Kaufen Sie ein, bevor Sie nachmittags nach Hause kommen. Kaufen Sie eine Schachtel Pralinen und fünf Stück Kuchen. Kochen Sie dann einen sehr großen Teller mit Kartoffeln und lassen Sie ein Pfund Butter darüberlaufen. Schmieren Sie sich dazu fünf Brote mit Käse. Richten Sie all dies vor sich auf einem Tisch an und beginnen Sie. Zwingen Sie sich, alles aufzuessen.

Was sagen Sie? Mögen Sie nicht? Können Sie gar nicht?

Wenn man eine Mahlzeit auslässt, hat man bei der nächsten Mahlzeit tatsächlich etwas mehr Hunger, weil der Blutzuckerspiegel ein bisschen abgesunken ist und weil – dadurch motiviert – andere Botenstoffe den Appetit anregen, z.B. der Botenstoff Galanin, der Appetit auf Fett macht.

Diesen Effekt kennt jeder, der schon einmal der Arbeit wegen eine Mahlzeit auslassen musste. Die natürliche Reaktion darauf ist, bei der nächsten Mahlzeit ein wenig mehr zu essen als gewohnt, das heißt, man isst zum Abendessen vielleicht einen kalorienreichen Nachtisch oder eine Vorspeise zusätzlich zum Hauptgang. Aber irgendwann, und sei es nach dem Schokopudding, dem Käse oder dem Kaffee, ist man satt.

Wenn man hingegen mehr als eine Mahlzeit auslässt, beginnt der Körper, den Blutzuckerspiegel mittels der Hormone der Bauchspeicheldrüse (vor allem Glucagon) zu stabilisieren. Wenn der Insulinspiegel gemeinsam mit dem Blutzuckerspiegel absinkt, steigt der Spiegel des Insulinantagonisten Glucagon an. Ein hoher Glucagonspiegel fördert die Umwandlung von Fetten in freie Fettsäuren und die Verwertung freier Fettsäuren als Energiequelle sowie die Umwandlung von Glycogen in Glucose. Diesen Zustand nennen Wissenschaftler die „Fastenphase", die Zeit zwischen zwei Mahlzeiten, in welcher die gesamte ungespeicherte Energie der letzten Mahlzeit verbraucht ist und der Körper auf gespeicherte Energieformen zurückgreifen muss, um seinen aktuellen Energiebedarf zu befriedigen[10].

Das heißt, der Blutzuckerspiegel sackt nicht immer weiter ab, wenn keine neue Nahrung kommt. Natürlicherweise wird der Blutzuckerspiegel in sehr engen Grenzen konstant gehalten, jedenfalls solange die Bauchspeicheldrüse gesund ist. Vor einer Mahlzeit, allein ausgelöst durch die Absicht, mit einer Mahlzeit zu beginnen, steigt der Insulinspiegel bereits an und senkt den Blutzuckerspiegel ab[11]. Das sorgt dafür, dass man dann Hunger bekommt, wenn etwas zu essen da ist – ein heute zwar lästiger Mechanismus, weil immer etwas zu essen da ist, in der Steinzeit und den Jahrmillionen Jahren davor aber ein dem Überleben dienlicher Mechanismus: Damals wusste man nicht, wann wieder etwas zur Verfügung steht.

Wenn aber die beabsichtigte Mahlzeit aus irgendeinem Grunde ausfällt, so haben Versuche an Ratten gezeigt, stabilisiert sich der vor einer Mahlzeit abgesunkene Blutzuckerspiegel wieder beinahe auf den Ausgangswert, und zwar durch die Mobilisierung körpereigener Reserven[12]. Das heißt, Fasten senkt den Blutzuckerspiegel nicht in unnatürliche Tiefen. Auch diesen Effekt kennt man von sich selbst: Wenn man aus irgendeinem Grunde nicht zum Mittagessen kommt, freut man sich aufs Abendessen. Aber wenn man, beispielsweise auf einer Wanderung, die Berghütte erst sehr spät erreicht, ist man „über den Punkt rüber" und hat dann gar keinen so großen Hunger mehr.

Natürlich gab und gibt es in Notzeiten Heißhungerattacken; es existieren zahlreiche Berichte, dass Menschen, wenn sie lange genug gehungert haben, alles in sich hineinschlingen, was ihnen zur Verfügung steht, wenn wieder etwas da ist. Aber dieser Effekt tritt erst nach wochenlangem Hungern auf, wenn der Körper alle seine Reserven „aufgezehrt" hat.

Bei der klassischen Bulimie wird nicht lange genug gehungert, als dass der durch Fasten abgesunkene Blutzuckerspiegel das Ausmaß der Attacken erklären könnte.

Aber was Fasten nicht kann, das können bestimmte Nahrungsmittel. Fasten lässt den Blutzuckerspiegel nicht entgleisen, sehr wohl aber der Konsum von Zucker, denn Zucker überfordert die Bauchspeicheldrüse. Zucker geht so schnell ins Blut, dass sie sich „verkalkuliert" und mehr Insulin ausschüttet als gebraucht wird. Insulin treibt die Glucose im Blut sehr schnell in die Körperzellen, und daher sinkt nach einer stark zuckerhaltigen Mahlzeit der Blutzuckerspiegel tatsächlich tiefer ab, als das durch natürliche Umstände vorkäme. Das gleiche gilt auch für Produkte aus Weißmehl und andere verarbeitete Formen von Getreide. Auch auf diese Nahrung reagiert der Blutzuckerspiegel instabil. Wenn er unter den Ausgangswert absackt – und das passiert vor allem bei falscher Ernährung –, dann allerdings bekommt man zuerst einen Leistungsknick (man wird müde, unkonzentriert, bekommt Schwindelanfälle etc.) und schließlich unkontrollierten Heißhunger. Das gilt auch für „nicht bulimische" Frauen und Männer.

Ein weiterer Auslöser für Heißhungerattacken ist vermutlich ein Mangel des Stresshormons Cortisol[13]. Cortisol wird von der Nebennierenrinde gebildet. Eine wichtige Aufgabe dieses Hormons ist es, den Blutzuckerspiegel konstant zu halten. Wenn die Nebennierenrinde durch lang anhaltenden Stress überfordert wird, kommt es zu einem Phänomen, das der amerikanische Arzt James L. Wilson „Adrenal Fatigue" (Ermüdung der Nebennieren) nennt. In diesem Falle produziert die Nebennierenrinde bei Stress nicht zuviel, sondern zu wenig

Cortisol. Wurden die Nebennieren einmal durch Stress erschöpft und produzieren zu wenig Cortisol, führt Stress zu einem sehr instabilen Blutzuckerspiegel mit Heißhungerattacken[14].

Wenn es nicht das Fasten ist, was den Blutzuckerspiegel zu tief absacken lässt, dann ist es auch nicht die im Dienste des Schönheitsideals ausgeübte Kontrolle, die Bulimie verursacht. Auch das häufig beklagte „Restraint Eating" sehe ich nicht als Ursache des Problems, sondern als seine Wirkung. Aber „Restraint Eating", das sei unbestritten, kann durch einen Mangel an Mineralstoffen und Spurenelementen die Serotoninproduktion eventuell so behindern, dass das Problem stabilisiert wird.

Es stimmt ebenfalls nicht, dass der Verzicht auf Süßes den Hunger nach mehr Süßem auslöst, auch dann nicht, wenn es einige Ernährungswissenschaftler wieder und wieder verkünden[15]. Das Gegenteil ist wahr: Je mehr Süßes man isst, desto mehr Appetit bekommt man darauf[16], denn die Gier nach Süßem wird letztlich durch Konditionierung gelernt und kann auch durch Konditionierung wieder verlernt werden. Je weniger Süßes man isst, desto weniger Appetit hat man auf Süßes. Wenn man in der Entzugsphase ständig Süßes isst, setzt der Konditionierungsprozess immer wieder ein.

Auch die Anweisung, ganz entspannt die Kontrolle aufzugeben und einfach mal zu essen, was einem so schmeckt, funktioniert wegen des Konditionierungsprozesses nicht. Man hat, wenn der Appetit über lange Zeit hinweg in die falsche Richtung gelenkt wurde, mehr Lust auf schädliche als auf nicht schädliche Lebensmittel. Gibt man ganz entspannt die Kontrolle auf, hat man erstens ungebremsten Appetit auf Suchtstoffe und zweitens nicht automatisch alle Nährstoffe zur Verfügung, die man braucht. Wenn nur 9% der täglichen Kalorien durch Zucker oder Schokolade gedeckt werden – und das sind nur 180 bis 200 Kalorien, also ein Riegel –, hat man nicht mehr genügend Appetit auf nährstoffreiche Lebensmittel[17]. Hinzu kommt, dass die meisten unserer Lebensmittel nährstoffarm sind, Sucht erzeugen und Heißhungerattacken begünstigen. Das führt zur nächsten Legende.

6. Legende: Wenn eine bulimische Frau die Kontrolle aufgäbe und mit dem Erbrechen aufhören würde, hätte sie auch keine weiteren Heißhungerattacken mehr.

An der „Restraint Eating"-Theorie, also an der Vorstellung, dass die Kontrolle letztlich die Attacken auslöst, orientieren sich auch die meisten Heilungsvorstellungen. Entsprechend dieser Theorie ist das Therapieziel die Aufgabe der Kontrolle des Essverhaltens während des Tages. Das soll dazu beitragen, den Teufelskreis aus Essen und Erbrechen so zu überwinden, dass die Frau an Hunger und Sättigung orientiert isst und ihr individuelles Normalgewicht erreicht. Sie soll also eine „normale" Ernährung riskieren – einschließlich der Möglichkeit, zu viel zu essen und dann trotzdem nicht zu erbrechen und keine Kontrollmechanismen wie Hungern oder Abführmittel mehr einzusetzen[18]. Man versichert ihr, dass sie, wenn sie die Kontrolle aufgäbe, genügend essen würde, um nicht mehr unterzuckert zu sein und daher auch keine Attacken mehr hätte.

Erstens ist nicht gesagt, dass jemand, der „normal" isst, auch alle Makronährstoffe, Vitamine, Mineralstoffe und Spurenelemente mit der Nahrung aufnimmt, die er für einen stabilen Serotoninaufbau braucht. Das gilt auch für „normale" Menschen, die häufig unter ihren Ernährungsfehlern leiden, ohne eigentlich zu wissen, was ihre Depression auslöst.

Der Ratschlag an eine schwer bulimische Frau, einfach so mit dem Erbrechen aufzuhören und die Kontrolle aufzugeben, ist medizinisch und psychologisch nur dann zu verantworten, wenn man garantieren kann, dass nach wenigen Tagen des normalen Essens und ohne Erbrechen die Attacken tatsächlich aufhören – dass die Frau also ohne Erbrechen tatsächlich nur 2 oder 3 Kilo zunehmen würde. Dafür braucht sie aber eine gewisse Vorbereitungszeit und sehr genau Informationen, was sie essen muss und zu welchen Zeiten. Wenn man das nicht kann, weil nämlich die angewandte Theorie über Hunger und Sättigung möglicherweise falsch ist, mutet man der betroffenen Frau zu, unter

Umständen 30, 40 oder 50 Kilo zuzunehmen. Damit ruiniert man ihre Gesundheit und ihr soziales Leben und hat als Therapeut sicher mit einer schweren Depression als Folgeproblem zu kämpfen – und als Arzt dafür gesorgt, dass sich die Lebenszeit der Betroffenen, statistisch gesehen, signifikant verkürzt.

Selbstverständlich muss bei Bulimie das Ziel jeder Therapie sein, dass das Erbrechen aufhört. Ich bin jedoch der Überzeugung und finde dies durch meine Erfahrung bestätigt, dass die betroffenen Frauen sehr gerne und sofort mit dem Erbrechen aufhören, wenn sie keine Attacken mehr erleben. Es wird manchmal behauptet, bulimische Frauen erbrächen gern. Ich habe noch nie eine solche Frau kennengelernt. Alle, mit denen ich gesprochen habe, litten zutiefst unter ihrer Krankheit. Aber auch Schmerzreize provozieren eine Ausschüttung von Serotonin und Beta-Endorphin – aus diesem Grunde können Schmerzen milde euphorisierend wirken. Daher berichten manche Betroffene, dass ihnen das Erbrechen eine gewisse Erleichterung bringt, was aber nicht bedeutet, dass sie wegen des Erbrechens essen oder dass sie Spaß an der Angelegenheit haben.

Das bedeutet: Der Ansatzpunkt für die Heilung von Bulimie liegt nicht darin, eine Frau zu motivieren, etwas aufzugeben (das Erbrechen), sondern etwas anderes, nämlich die Heißhungerattacken, nicht mehr zu erleben bzw. zu lernen, wie sie ihren Serotoninspiegel durch weniger selbstdestruktive Methoden hebt. Der Fokus der Therapie sollte meiner Meinung nach auf den Attacken und nicht auf dem Erbrechen oder einer Revision des Schönheitsideals liegen. Wenn eine Frau, die jahrelang unter Bulimie gelitten hat, plötzlich erheblich weniger Attacken erlebt, steigt meiner Erfahrung nach ihr Selbstbewusstsein so sehr, dass sie auch bereit ist, das Schönheitsideal zu relativieren. Wenn man ihr aber dieses Ideal „wegnimmt", bevor sie aufhören kann und sie nach wie vor jeden Tag Attacken erlebt, wird sie diesem Versuch hartnäckigen Widerstand entgegensetzen.

Überdies gibt es sehr viele Frauen – und ich habe mehr als eine davon kennengelernt – die keinesfalls den Tag über fasten, sondern ausreichend essen und trotzdem unter Attacken leiden. Hier wird meistens als Erklärung angenommen, dass Bulimie „benutzt" wird, um Spannungsgefühle und Angst zu mildern. Das stimmt, erklärt allerdings noch nicht, wieso dann unter Umständen 9000 Kalorien verzehrt werden oder woher die Fähigkeit kommt, dies überhaupt zu tun.

7. Legende: Wenn die Energiereserven nach einer Mahlzeit wieder aufgefüllt wurden, fühlt man sich satt. Es gibt immer ein Sättigungsgefühl, für jeden und für alle – ein Sättigungsgefühl, das man nur wieder lernen muss, wahrzunehmen.

Die meisten Menschen nehmen an, dass das Sättigungsgefühl dadurch eingeleitet wird, dass man „genug" gegessen hat, das heißt, die zwischen den Mahlzeiten verbrauchten Energiereserven sind wieder aufgefüllt und der Blutzuckerspiegel ist über einen bestimmten Sollwert gestiegen. Dieser Anstieg des Blutzuckerspiegels soll ein Sättigungsgefühl auslösen, und wenn dieses wahrgenommen wird, ist man in der Lage, sich entsprechend zu verhalten und so seine Fettreserven konstant zu halten – auf deutsch: nicht zuzunehmen.

Wenn diese Theorie stimmen würde, müsste man bei gesunden Probanden den Umfang einer Mahlzeit dadurch reduzieren können, dass man ihnen ein hochkalorisches Getränk gibt, das den Blutzuckerspiegel schnell steigen lässt. Diese Versuche sind gemacht worden: Sie haben sich als weitgehend wirkungslos erwiesen. Tatsächlich beeinflusst der vermeintliche Kaloriengehalt eines solchen Getränks das nachfolgende Essverhalten sehr viel stärker als der faktische Kaloriengehalt. Anders gesagt: Wenn man gesunden Menschen, die hungrig sind, ein kalorienarmes Getränk reicht und ihnen suggeriert, dies wäre der pure Zucker, dann essen sie bei der nachfolgenden Mahlzeit wesentlich weniger, als wenn man ihnen puren Zucker gibt, den Geschmack des Getränks neutralisiert und vorgibt, sie hätten bloß Wasser getrunken – dann essen sie normal. Wohlgemerkt: Es handelte sich bei diesen Versuchen nicht um „essgestörte", sondern um gesunde Menschen[19].

Das Sättigungsgefühl ist weder an ein wie auch immer aufzufüllendes Energiedefizit gebunden noch wird es (allein) durch den nach einer Mahlzeit angestiegenen Blutzuckerspiegel ausgelöst.

Faktisch wird das Sättigungsgefühl, der Impuls, mit der Nahrungsaufnahme aufzuhören, vom Serotoninspiegel im Gehirn und von einer ganzen Reihe anderer körpereigener Botenstoffe beeinflusst. Serotonin löst – in Zusammenarbeit mit anderen Transmittern und Botenstoffen – die Beendigung der Nahrungsaufnahme aus.

Wenn Serotonin und andere Appetit hemmende Botenstoffe fehlen, fühlt man sich nicht satt. Normalerweise steigt der Serotoninspiegel ungefähr 30 Minuten nach Beginn der Nahrungsaufnahme an; man fühlt sich dann satt und „zufrieden", denn mit dem Steigen des Serotoninspiegels steigt auch die Stimmung.

Wenn dieser Botenstoff fehlt oder zu wenig vorhanden ist, empfindet man weder ein Gefühl der Sättigung noch kann man mit dem Essen aufhören. Dies ist physiologisch sehr wohl möglich, auch dann, wenn längst mehr gegessen wurde, als der Stoffwechsel überhaupt sinnvoll verkraften kann. Es fehlt die neurochemische Voraussetzung, um den Wunsch, mit dem Essen aufzuhören, faktisch auch umzusetzen. Es gibt dann kein Signal, das man wahrnehmen könnte, und folglich kann man auch nicht lernen, dieses Signal wahrzunehmen. Man kann nur lernen, sich so zu verhalten, dass wieder mehr Serotonin produziert wird und ein Sättigungsgefühl entsteht.

8. Legende: Eine bulimische Frau weiß nicht mehr, wie viel Nahrung sie eigentlich wirklich braucht. Sie muss wieder lernen zu wissen, wie viel Nahrung sie braucht.

Diese Legende besagt letztlich, dass es sich bei Annas Problem um physiologischen Hunger handelt und ihr Fehler darin liegt, dass sie verlernt hat, diesen physiologischen Hunger zu befriedigen und das benötigte Quantum Nahrung richtig einzuschätzen. Das ist jedoch nicht der Fall. Anna erlebt Anfälle von psychologischem Hunger bzw.

von Sucht, und das manchmal auch bei sogenannten „normalen" Mahlzeiten. Während bulimischer Attacken werden im Gehirn Glückshormone (Beta-Endorphine) ausgeschüttet, und zwar dadurch, dass süße und fetthaltige Nahrungsmittel geschmeckt werden. Weil sie ständig Sucht auslösende Nahrungsmittel verzehrt, reagiert Annas Gehirn auf „normale" Mahlzeiten mit einem intensiveren Glücksgefühl als bei anderen Menschen, was die Mahlzeitdauer verlängert. Sie kann dann tatsächlich nicht aufhören, bevor die ganzen Spaghetti aufgegessen sind, denn Spaghetti sind für manche Menschen Sucht auslösende Nahrungsmittel. Es geht auch hier nicht um das Wissen – es geht um Sucht und die Art der Lebensmittel. Es könnte sein, dass es für Anna unter Umständen kein „normal" mehr gibt; dass sie Spaghetti wochenlang, vielleicht monatelang, vielleicht sogar für immer meiden muss – je nach der Intensität, mit der ein Nahrungsmittel Sucht auslösend wirkt.

Das führt zur nächsten Legende.

9. Legende: Eine Frau, die unter Bulimie oder Binge Eating leidet, muss wieder lernen, „normal" zu essen.

Normal.
Es sei erlaubt, einen kleinen Blick auf das zu werfen, was derzeit als „normal" gilt – und auf die Folgen dieser Normalität.

„Make it real", das ist der neue Werbeslogan der Firma Coca-Cola. Es gibt kaum eine präzisere Kennzeichnung der derzeitigen Normalität als das, was Coca-Cola auf seiner Web-Seite über sich selbst schreibt.

„Nach ‚okay' ist Coca-Cola weltweit der am besten verstandene Begriff. Der Wert der Marke Coca-Cola wird auf 68 Milliarden Dollar geschätzt. (...) In über 200 Ländern löschen die Menschen täglich mehr als eine Milliarde Mal ihren Durst mit Produkten aus dem Hause Coca-Cola. Insgesamt sind das jährlich 90 Milliarden Liter. Würde man 90 Milliarden 1-Liter-Flaschen Coca-Cola nebeneinander stellen, so würde diese Reihe fast 10 Mal um den Äquator reichen."

In Deutschland werden jährlich 3 Milliarden Liter Coca-Cola verkauft. 3 Milliarden Liter Coca-Cola sind 3 Milliarden Liter eines Getränks, vom dem jeder Liter die Menge von 40 (!) Würfelchen Zucker enthält. Das bedeutet, dass allein durch Coca-Cola jedes Jahr in Deutschland 120 Milliarden Stückchen Zucker konsumiert werden. Und dann muss ja auch noch die sonstige, ebenso gesüßte Limonade ausgetrunken werden, gar nicht zu reden von all diesen Büchsen Taurin und koffeinversetzter Zucker-Getränke, die dem Konsumenten FLÜGEL verleihen ... Irgendwer muss all die Schokoriegel essen, die Nikoläuse und Osterhasen, die Pralinen, die Gummibärchen, die Sahnetorten ... Es gibt ca. 80 Millionen Einwohner in Deutschland – nicht sehr viele Bauchspeicheldrüsen für so viel Zucker. Im Jahre 2001 wurden etwa 2 Millionen Tonnen Süßigkeiten in Deutschland produziert und verzehrt: Das ist eine Kette von ca. 10 000 Lastwagen[20].

Die derzeitige Normalität, in deren Namen tonnenweise Süßigkeiten verschlungen werden, ist unter anderem gekennzeichnet durch das zunehmende Auftreten von Diabetes und Adipositas.

Die Zahl der Menschen, die an Diabetes leiden, steigt rapide, ganz besonders auch die Zahl der übergewichtigen Kinder mit „Altersdiabetes". Derzeit sind etwa 30% aller Kinder gefährlich übergewichtig. Im Jahr 1985 litten weltweit etwa 30 Millionen Menschen an der Zuckerkrankheit. 1998 waren es bereits 143 Millionen. Die Zahl der Erkrankungen hat sich also in 13 Jahren mehr als vervierfacht. Prognosen für die Zukunft gehen von einem Anstieg um sechs Prozent im Jahr 2005 aus. Auch die WHO (World Health Organisation) und die IDF (International Diabetes Federation) schätzen die zur Zeit an Diabetes erkrankten Menschen weltweit auf 150 Millionen und prognostizieren eine Verdopplung bis zum Jahr 2025.

1945 war die Zuckerkrankheit (Diabetes mellitus) fast ausgestorben, heute (2001) gibt es in Deutschland über 6 Millionen Fälle, dreimal so viele wie noch vor 10 Jahren. Etwa 90% davon sind Altersdiabetiker (Typ-II-Diabetiker) (Bundesforschungsanstalt für Ernährung, Karlsruhe, dpa 12.10.01).

Durch Diabetes hervorgerufene Todesfälle stiegen von 20.000 im Jahr 1990 auf über 22.000 im Jahr 1997. Damit rangiert Diabetes nach Herzerkrankungen und Krebs auf Platz 3 der Todesursachenstatistik (Statistisches Bundesamt). Die Folgen von Diabetes II sind gravierend.

I Herzinfarkt durch Diabetes
bei 25 Prozent der Männer und 40 Prozent der weiblichen Patienten
I Schlaganfall
70 Prozent der Verstorbenen hatten Diabetes
I Erblindung
4.000 durch Diabetes bedingte neue Fälle pro Jahr
I Niereninsuffizienz
14.000 Betroffene müssen zur Dialyse
I Amputationen
25.000 diabetesbedingte Amputationen jährlich

Die Lebenserwartung eines Diabetikers verkürzt sich statistisch um ein Drittel ab Zeitpunkt der Manifestation. Dagegen kommt Diabetes in Staaten mit Unterernährung praktisch nicht vor[21].

Neben Diabetes wütet in allen westlichen Gesellschaften ein zweites großes Übel: die Adipositas.

Die Anzahl der übergewichtigen Menschen hat sich seit 1970 verdreifacht. Heute sind bereits knapp die Hälfte aller Erwachsenen und 15 bis 20% der Kinder und Jugendlichen übergewichtig (MMW Fortschr Med 143/23 2001 und MMW Fortschr Med 143/15 2001).

In den USA laufen erste Klagen stark übergewichtiger Zeitgenossen gegen McDonald's und andere Fastfood-Hersteller. Der absurd klingende Gedanke, dass McDonald's am Fett derer, die zu viele Burger verzehren und daher stark übergewichtig werden, mitschuldig sein soll, erhält in Zeiten sich epidemisch ausbreitender Formen von Adipositas zunehmend wissenschaftliche Unterstützung von Ärzten und Biologen, schreibt der New Scientist, eine der führenden wissenschaftlichen Zeitschriften der Welt, in seiner Februarausgabe des Jahres 2003.

Besonders fett- und zuckerreiche Lebensmittel können Veränderungen in Gehirn und Körper verursachen, die es allerdings schwer machen, „nein" zu sagen und daher in Verhaltensweisen münden, die als mangelnde Selbstkontrolle beschrieben werden[22].

„Eine ausgeglichene Energiebilanz spielt eine Schlüsselrolle bei der Vermeidung von Übergewicht. Sie muss sowohl durch die richtige Ernährung als auch durch eine Steigerung des Energieverbrauchs mit körperlicher Aktivität abgesichert werden. (...) Zucker und alkoholhaltige Getränke sollten nur begrenzt aufgenommen werden", stellt die Deutsche Gesellschaft für Adipositas fest.

Aber dem scheinen sich immer weniger Menschen anschließen zu können, und immer mehr Menschen entwickeln offenbar einen noch größeren Appetit auf Coca-Cola, denn die Firma konnte im Jahre 2002 ihren Gewinn deutlich steigern und plant für die kommenden Jahre eine Umsatzsteigerung von 25%. Ein Viertel mehr – das würde dann allein durch Coca-Cola 150 Milliarden Stück Würfelzucker für Deutschland bedeuten. Der Appetit auf Süßes scheint ungebremst.

Es sieht also danach aus, als wäre die derzeitige Normalität der westlichen Welt a) krankmachend und b) Sucht erzeugend.

Das schon zitierte Suchtlexikon definiert einen gesunden Appetit sehr ähnlich: „Der Begriff Essstörungen bzw. gestörtes Essverhalten setzt voraus, dass es ein ‚normales' Essverhalten gäbe. Wenn unter einem normalen Essverhalten verstanden wird, dass ein Mensch isst, wenn er hungrig ist, und zwar genau das isst, worauf er Appetit hat und genau soviel, bis er sich satt fühlt, dann gibt es wohl insbesondere nur sehr wenige Frauen, die kein gestörtes Essverhalten zeigen."[23]

Es gibt allerdings viele psychisch gesunde Männer, die sich dem zitierten Ideal entsprechend verhalten. Sie sitzen abends auf der Couch und gucken Sport. Dabei essen sie nach einem überreichlichen Abendessen genau das, worauf sie Appetit haben (Chips, Knabberzeug) und trinken genau das, worauf sie Lust haben (Bier) – und das solange, bis sie sich satt und benebelt fühlen. Dann hören sie auf zu essen, stemmen sich schwerfällig hoch und wanken ins Bett. Sie verhalten sich völlig entspannt normal, rülpsen einmal vor dem Einschlafen und fallen dann ins Koma. Den Gewinn streicht die Nahrungsmittelindustrie ein. Die Rehabilitation nach dem Herzinfarkt bezahlt die Krankenkasse. Die Krankenkasse ist pleite, die Beiträge steigen. Daher können sich diese normalen Männer von ihrem Geld noch weniger andere Glücksformen als das vergleichsweise billige Essen leisten, denn als Arbeitnehmer bekommen sie immer weniger von ihrem Geld ausgezahlt. Bleibt die Flucht ins bezahlbare Glück: Der Abend mit der Sportsendung und den stark glucosehaltigen Chips, die zwar nicht süß schmecken, aber genauso Endorphin provozierend wirken wie Zucker. Den Gewinn streicht die Nahrungsmittelindustrie ein, die Rehabilitation bezahlt ... Das Private und das Politische sind nicht eins, aber sie greifen ineinander.

Warum also sollte man jemand, der an einer Essstörung leidet, dazu erziehen, erneut an einer Normalität teilzunehmen, die mehr einem kollektiv geteilten Wahn gleicht? Dafür gibt es nur einen einzigen Grund: Man verwechselt das Normale mit dem Üblichen.

„Üblichkeiten", so der Philosoph Gernot Böhme, „sind das, was sich gehört, was man tut, was Sitte ist, was von einem erwartet wird ... Der Bereich der Üblichkeiten ist ... einer, in dem weder moralische Entscheidungen verlangt sind noch moralisches Argumentieren. Er bedarf deshalb der Philosophie nicht, wohl aber zu seiner Fortsetzung der Pädagogik."[24]

So ist es. Anna, die Bulimie praktiziert, kommt mit dem derzeit Üblichen nicht zurecht, sie tut etwas, was man nicht tut. Sie erinnert uns daran, dass das Damoklesschwert, irgendwann zu sehr zuzunehmen, über den allermeisten Menschen schwebt. Sie erinnert uns daran, dass irgendetwas in der westlichen Welt und mit dem westlichen Lebensstil nicht stimmt – und sollte das so sein, sind wir alle betroffen und nicht nur sie.

Anna teilt die Gemeinschaft derer, die sich zu Tode essen, nicht, sie ist ausgestiegen: Sie bricht das Weißbrot nicht an unserer Tafel, sie knackt nicht mit uns die Ritter Sport, sie schlingt alleine und will nicht unter den Folgen leiden – und das nimmt man ihr übel. Man möchte, dass sie sich an das Übliche hält. Man bringt ihr bei, sie müsse wieder lernen, zwischen den Mahlzeiten einen Riegel zu essen, um den kleinen Hunger zwischendurch zu befriedigen, man lehrt sie ein Essverhalten, was sicher den Blutzuckerspiegel destabilisiert, und nennt das „normal". Wenn wir alle hilflos sind, dann möchten wir nicht gerne daran erinnert werden. Solange uns ihre Art zu essen stört, nennen wir sie essgestört. Vielleicht wird man ihr eine Niere herausschneiden müssen, nachdem sie lange genug mit uns normal war, vielleicht wird sie einen Herzinfarkt bekommen oder blind werden – dennoch, wir wollen, dass sie sich mit uns gemeinsam normal verhält. Könnte es so sein, dass wir auch ein kleines bisschen süchtig sind? Könnte es so sein, dass wir unsere Schokoriegel und das Weißbrot zum Frühstück mögen, weil auch unser Serotoninspiegel und unsere Stimmung davon profitieren – und dass wir deshalb unsere Bedürfnisse für „normal" erklären?

Da wir uns im Bereich des Üblichen bewegen und Anna nicht, fühlen wir uns auch nicht verpflichtet, unsere Forderung an sie mit moralischen Argumenten zu begründen. Wir benutzen lieber Pädagogik, um sie dazu zu bringen, unser aller Fehlverhalten fortzusetzen und wenden diese Pädagogik auch dann an, wenn sie nicht schwarz ist, sondern rabenschwarz.

Vielleicht ist die Sehnsucht nach Normalität, nach dem wärmenden Gefühl von Üblichkeit, die Angst, die allgemeine Üblichkeit zu verlassen und die aus dieser Angst resultierende Legende von der möglichen Normalität auf Seiten des Therapeuten die hinderlichste Legende auf dem Weg zur Heilung von Annas Bulimie?

Aus meiner Sicht der Welt muss Anna nicht wieder lernen, normal zu essen. Im Gegenteil, sie braucht viel Unterstützung dabei, aus der Normalität auszusteigen und sich krankmachenden Lebensmitteln und den Beziehungen, in denen diese Lebensmittel angeboten werden, zu verweigern. Es ist gut für sie, wenn sie eine Ernährungsform lernt, an die der Mensch aus genetischen Gründen angepasst ist und auf die er weder krank noch süchtig reagiert. Es gibt keinen, aber auch gar keinen vernünftigen Grund, sie an die moderne westliche Ernährungsform mit all ihren Zivilisationskrankheiten mittels Pädagogik „anzupassen".

10. Legende: Bulimie ist eine Frauenkrankheit

Auch in diesem Buch wird so getan, als hätten nur Frauen Bulimie. Mir ist bewusst, dass das nicht stimmt. Es gibt Schätzungen, wonach fast ebenso viele Männer unter Bulimie leiden wie Frauen. Nur – ich habe noch nie mit einem Mann in der Therapie gesprochen, also kann ich nicht darüber schreiben.

Viele Bücher über Bulimie zeigen eine hübsche junge Frau auf dem Titel, die verträumt und sehnsüchtig in die Ferne schaut – vielleicht in eine bessere Zukunft. Wenn kein Model abgebildet ist, ist es eine Waage mit zwei Frauenfüßen. Ungeachtet der Tatsache, dass wahrscheinlich mehr Frauen unter einem Gewichtsproblem leiden, haben mehr Männer als Frauen Übergewicht[25]. Aber bei Frauen ist der Serotoninspiegel insgesamt instabiler, deshalb neigen sie auch mehr zu Süßigkeiten.

Fast alle Erklärungsmuster – wie z.B., dass es sich hauptsächlich um das weibliche Schönheitsideal dreht – sind auf Frauen zugeschnitten. Warum sollte ein Mann erst essen und dann erbrechen, wo er doch gar nicht so dünn sein muss wie Anna?

Ganz einfach: Auch das männliche Gehirn reagiert auf Zucker und Weißmehl. Es ist auch Männern nicht mehr erlaubt, beliebig zuzunehmen. Es gibt auch Männer mit einem niedrigen Serotoninspiegel. Bulimie ist keine Frauenkrankheit, sie wurde von sehr männlichen Römern bekanntermaßen „erfunden", aber Bulimie wird ausschließlich als Frauenkrankheit wahrgenommen und als Frauenkrankheit erklärt. Das ist falsch, es ist aber erst zu ändern, wenn genügend Männer sich zu ihrer Krankheit bekennen.

11. Legende: Ein psychisch gesunder Mensch kann alles essen und wird nicht dick. Wer nicht alles essen kann und dick wird, ist folglich psychisch nicht gesund.

Die Heilungsutopie für Essstörungen ist nach Auffassung der meisten Experten ein ungestörtes Essverhalten, wie es beispielsweise von den Ärzten Cuntz und Hillert in ihrem Buch über Essstörungen folgendermaßen definiert wird: „Bei ungestörtem Essverhalten wird die Nahrungsaufnahme ohne bewusste Einflussnahme so gesteuert, dass die Energiebilanz zwischen Kalorienaufnahme und Kalorienverbrauch ausgeglichen bleibt und die Fettvorräte des Körpers konstant bleiben"[26].

Eine sehr dünne Anna, die überzeugend erklärt, nicht zu hungern, weint: „Sie sind die erste, die mir glaubt, dass ich zuckersüchtig bin, obwohl ich nicht so aussehe. Ich kann essen, was ich will, ich habe noch nie zugenommen, aber niemand hat mir je geglaubt, dass ich dennoch Essprobleme habe."

Es gibt Menschen, die nicht zunehmen, egal wie viel und was sie essen. Das hat verschiedene Gründe. Ein ganz wesentlicher ist die Insulinreaktion der Bauchspeicheldrüse auf glucosehaltige Nahrungsmittel; diese Reaktion ist wahrscheinlich angeboren. Wenn sie sehr stark ist, also sehr viel Insulin ausgeschüttet wird, nimmt man mit sehr wenigen Kalorien übermäßig zu. Ist die Reaktion sehr schwach, kann man essen, was man will. Man wird mit seinem Geschlecht, seiner Hautfarbe, seiner Augenfarbe und seiner Bauchspeicheldrüse geboren. Alles, was man tun kann, ist mit diesen Tatsachen zu leben. Wenn die Insulinreaktion sehr stark ist, muss man damit lebenslang umgehen. Wenn sie schwach ist, hat man in der heutigen Zeit Glück – aber das bedeutet weder, dass der eine psychisch krank, noch dass der andere psychisch oder physisch gesund ist.

Da so manches Schicksal davon abhängt, ist es an dieser Stelle vielleicht angebracht, zu fragen, ob es jemals einen gesunden oder normalen Appetit gegeben hat, bei dem man alles essen konnte, ohne süchtig oder krankhaft übergewichtig zu werden, und wenn ja – unter welchen Bedingungen gab es ihn?

Die Antwort ist eindeutig: Ja, diesen Appetit gab es einst, und es gab auch im Sinne der obigen Definition psychisch gesunde Menschen.

Schon seit 10 000 Jahren, seit Beginn des Ackerbaus gibt es ihn nicht mehr, aber in den Jahrmillionen davor, ja, da gab es ihn. Der Steinzeitmensch war in der Lage, seine Nahrungsmittelaufnahme ohne bewusste Einflussnahme so zu steuern, dass seine Fettreserven weitgehend konstant blieben. Sehr wenige Jahre nach Beginn des Ackerbaus allerdings wurde die Menschheit nachweislich krank – und süchtig[27]. Gleichzeitig setzte das Interesse an einer bewussten Einflussnahme auf die aufgenommene Nahrungsmenge ein. Alle Hochkulturen haben Ernährungsratschläge entwickelt, und in allen Hochkulturen hatte die Oberschicht, der genügend süße und fette Nahrungsmittel zur Verfügung stand, Zahnprobleme, wurde übergewichtig und bekam Diabetes. Sehr bald, nachdem der Mensch die Kontrolle über die verfügbare Nahrung übernommen hatte, funktionierte sein Appetit anscheinend nicht mehr richtig.

Irgendetwas muss schiefgegangen sein.

Anna, so lernten wir, ist gesund, wenn sie ohne bewusste Einflussnahme so essen kann, dass ihre Fettreserven konstant bleiben. Da dies seit etwa 10 000 Jahren der überwiegenden Zahl der Menschen nicht mehr gelingt, müssen wir wohl etwas weiter zurück gehen.

Begleiten wir also Anna auf der Suche nach einem gesunden Appetit.

2. Kapitel: Unterwegs zu einem gesunden Appetit

Was ist eigentlich jener Appetit, der signalisiert, ob wir lieber Brötchen oder lieber Steak wollen, der uns gelegentlich überlegt handeln lässt und manchmal Heißhunger auf bestimmte Lebensmittel auslöst? Was sind seine Aufgaben? Und wie entsteht er? In welchem Kontext, unter welchen Bedingungen hat er jemals angemessen funktioniert?

Appetit ist eine Art Instinkt, der dem Menschen signalisiert, was er essen möchte und was nicht.

„Alle Lebewesen", so der Ernährungswissenschaftler Udo Pollmer, „müssen in der Lage sein, die richtigen Nährstoffe in der richtigen Menge auszuwählen."[1] Und da sich die wenigsten Lebewesen dieser Erde einen Ernährungswissenschaftler leisten können, müssen die allermeisten instinktiv richtig handeln. Kein Schaf „überlegt", ob die Wiese auch genügend Kalorien liefert, bevor es ins Gras beißt[2].

Pollmer beschreibt den Appetit als das Resultat dreier Wirkungen: dem Nährstoffgehalt der Nahrung, dem Gehalt an Abwehrstoffen und Giften und dem Verlangen nach Stimmungsverbesserern. Das Zusammenwirken regelt, wann der Mensch auf etwas Lust hat[3].

Eine der wichtigsten Aufgaben des Appetits ist, erfolgreiches, also für den Körper nützliches Handeln mit Lustgefühlen zu belohnen und nicht nützliches mit schlechten Gefühlen zu bestrafen. Das hat die Funktion, den Menschen zu veranlassen, das Lusterlebnis wieder aufzusuchen, die richtigen Nahrungsmittel erneut zu konsumieren und unbekömmliche oder giftige Nahrungsmittel zu meiden. Viele Millionen Jahre musste der Mensch ohne Ernährungsberatung, genau wie heute das Schaf auf der Weide, auskommen, und die Lücke zwischen Wissen und Bedarf füllte jener Instinkt, den wir „Appetit" nennen. Es gibt mehr als einen Bericht, dass dieser Appetit seinen Job ganz ausgezeichnet machte. Nach Untersuchungen des Ernährungswissenschaftlers William R. Leonard an Naturvölkern war der Mensch Jahrmillionen schlank, muskulös und kräftig und verbrauchte eine seiner Lebensweise angemessene Zahl an Kalorien: etwa 1400 Kalorien die Turkana aus Kenia und etwa 2820 Kalorien die in der Kälte Sibiriens lebenden Evenki[4].

Da weder das Schaf auf der Weide noch der Evenki in Sibirien die neuesten Erkenntnisse der Ernährungswissenschaft bewusst zur Kenntnis nehmen, funktioniert der Appetit über das Prinzip „Lust/Unlust" und wird gesteuert durch Botenstoffe. Der Verstand ist an der Steuerung des Appetits wenig oder gar nicht beteiligt.

Durch das Lusterlebnis für „richtiges" Handeln und Unlusterlebnis für „falsches" Handeln soll der Appetit eine vielfältige und gesunde, für den Körper optimale Nahrungsaufnahme anregen.

Appetit entsteht in frühester Jugend. Wenn das Kind abgestillt wird und anfängt, feste Nahrung zu sich zu nehmen, lernt der Körper des Kindes, bestimmte Nährstoffe mit bestimmten Geschmacksstoffen zu verbinden. Das, was in der Nahrung „schmeckt", hat selten Nährwert, und Nährstoffe schmecken meist nach gar nichts. Geschmacksstoffe nähren nicht und Nährstoffe schmecken nicht. Daher muss der Zusammenhang („Wenn ein Nahrungsmittel so und so schmeckt, bedeutet dies, dass diese und jene Nährstoffe darin enthalten sind") durch Erfahrung gelernt werden[5]. Wenn der Körper eine bestimmte Wirkung oder einen bestimmten Nährstoff braucht oder gut findet, schüttet das Gehirn belohnende Hormone und Neurotransmitter aus, und das Kind fühlt sich gut und hat das subjektive Empfinden: „Das schmeckt." Chinesische Kinder lernen, faule Eier zu mögen. Deutsche Kinder lernen, Käse zu mögen – eine Nahrung, vor der sich viele Chinesen ekeln (auch wegen der ihnen fehlenden Enzyme zur Verdauung von Milcheiweiß). Gebratene Vogelspinne ist auch nicht jedermanns Sache, aber der Amazonasindianer schwärmt davon und ekelt sich vor Hamburgern. Appetit ist eng verbunden mit dem Belohnungssystem des Gehirns.

Wenn dem Körper später bestimmte Nährstoffe fehlen, sendet er die erinnerten Bilder von dem Nahrungsmittel in das Bewusstsein, und der Mensch bekommt Appetit auf eben dieses Nahrungsmittel[6]. Das Gehirn stellt sich dann vor, dieses Nahrungsmittel könnte jetzt gut schmecken und veranlasst, dass auch danach gegriffen wird. Auch dafür wird das System der Botenstoffe genutzt.

Um unterscheiden zu können, was wie schmeckt, hat die Natur dem Menschen die Zunge gegeben. Ca. 3000 bis 8000 Geschmacksknospen finden sich auf der Zunge. Jede Geschmacksknospe enthält 50 Sinneszellen, die auf die verschiedenen Geschmacksrichtungen ansprechen[7]. 100 000 Nervenfasern, zu zwei Strängen gebündelt, leiten die Information über den Geschmack einer Speise zum Gehirn weiter. Hoch spezialisierte Sensoren melden, ob die Nahrung warm oder kalt schmeckt, andere Sensoren prüfen, ob ein Nahrungsmittel weich, körnig, feucht oder trocken ist. Im Gehirn werden all diese Signale zusammengesetzt und mit einer emotionalen Bedeutung versehen – und dann entsteht, was schließlich subjektiv als „Geschmack" einer Speise erlebt wird.

Menschen können fünf Geschmacksrichtungen unterscheiden: süß, sauer, salzig, bitter und fleischig (japanisch: umami). Und wie das Auge aus den Informationen der drei Zapfentypen (einer für rot, einer für grün, einer für blau) im Augapfel das Farbspiel zusammensetzt, das die Welt unendlich bunt erscheinen lässt, so setzt das Gehirn aus fünf Geschmacksrichtungen die unendliche Vielfalt aller Geschmacksnuancen zusammen, die den Feinschmecker ein Vermögen in Restaurants ausgeben lässt und die großen Köche zu Stars mit Sternen macht.

Daher lösen bestimmte Geschmacksrichtungen beim einen angenehmere Gefühle aus als beim anderen. Es gibt nur wenig Menschen, die sich gar nichts aus Schokolade machen – aber es gibt sie. In die Bewertung dessen, was „gut schmeckt", fließt nicht nur ein, welche Geschmacksstoffe nützliche Nährstoffe signalisieren, sondern auch, welche Gefühle und Erlebnisse die Nahrungsmittel auslösten: Bindung, Sinn, Geborgenheit, Trost, Glück.

Die Steuerung des Appetites durch Verlangen nach Stimmungsverbesserung hat letztlich die Aufgabe, den Menschen zu motivieren, für sein Essen zu „arbeiten" bzw. es sich zu suchen, zu besorgen, zu erjagen, zu sammeln. Der Kern aller Belohnungsgefühle für erfolgreiches Handeln ist immer mit jenem Belohnungssystem im Gehirn verknüpft, das Lustgefühle spendet, wenn die Suche nach einem wie auch immer gearteten Essen erfolgreich war.

Die Bevorzugung von Nahrungsmitteln der Geschmacksrichtung „süß" ist angeboren – schon wenige Wochen alte Babys lächeln selig, wenn sie Zuckerlösung auf den Mund getropft bekommen und verziehen das Gesicht, wenn man ihnen Zitrone auf die Zunge tropft[8]. Das liegt daran, dass Stärke leicht süß schmeckt. Stärke besteht aus Glucosemolekülen, und Glucose ist die einzige Nahrung, mit der Gehirn und Nerven arbeiten können. Der Geschmack „süß" signalisiert dem Gehirn, dass Nahrung mit einem hohen Überlebenswert gegessen wurde und erzeugt eine besonders intensives Wohl- und Belohnungsgefühl. Gehirn und Körper merken sich sowohl, was geschmeckt hat, als auch das, was dem Körper nicht bekam, was ihm schadet oder ihm nicht „geschmeckt" hat. Unbekömmliche Nahrungsmittel – ursprünglich oft verfaulte Pflanzen und Tiere – werden mit so starken negativen Gefühlen belegt, dass man sie künftig nicht mehr konsumieren möchte. Menschen, die einmal vergiftetes Hackfleisch oder stinkenden Fisch gegessen haben, wissen, wie lange eine einmal erworbene Aversion anhalten kann. Das negative Gefühl, das davon abhalten soll, Dinge zu essen, die einem wahrscheinlich nicht bekommen, ist Ekel. Ekel ist dafür verantwortlich, Menschen von verdorbenen und unbekömmlichen Nahrungsmitteln abzuhalten. Nahrung darf daher nicht eklig aussehen, riechen oder schmecken.

Weil viele (aber leider nicht alle) giftige Pflanzen bitter schmecken, darf der Geschmack einer Nahrung auch nicht allzu bitter sein.

Die Geschmacksrichtung „bitter" wird daher bis heute eher abgelehnt. Nun haben Bitterstoffe in der Nahrung aber eine wichtige Funktion: Sie hemmen den Appetit, vor allem auf fetthaltiges Essen[9]. Sie sorgen zudem dafür, dass sich die Verdauung verbessert und ermöglichen eine schnellere Darmpassage – das heißt, dass der Nahrungsbrei schneller durch den Darm geschleust wird, und das wiederum bedeutet, dass weniger Fett in den Körper gelangt[10]. Die Nahrung, an die der

Mensch angepasst ist, enthielt ursprünglich wenig Süß- und viele Bitterstoffe, auch die bekömmliche: Das Obst war sauer, die Pflanzen bitter, die intensive Süße eines Softeises war noch nicht erfunden, und Stärke schmeckt zwar süß, aber vergleichsweise sehr mild. Heutzutage ist es möglich, durch gezielte Züchtungen bei Obst und Gemüse auch noch den letzten verkaufsschädigenden Bitterstoff herauszuzüchten[11]. Das trägt zum Überkonsum von Nahrung heute bei.

Der Appetit regelt auch, wie viele unterschiedliche Nahrungsmittel ein Mensch konsumieren möchte.

Ursprünglich war allzu viel Experimentierfreude für das Überleben der Art nicht nützlich, denn zu viele Pflanzen und Tiere sind giftig, obwohl sie nicht bitter schmecken, und folglich nicht bekömmlich.

Aus diesem Grunde ist es sinnvoll, wenn der Mensch das, was er kennt und was ihm bekommen hat, öfter verspeist. Wenn der Mensch aber nur auf ein oder zwei Lebensmittel Appetit gehabt und sie immer wieder hätte konsumieren wollen, hätte dies die Gefahr einer einseitigen Ernährung mit sich gebracht. Daher musste die Natur dafür sorgen, dass der Mensch alle Mineralstoffe, Vitamine, Spurenelemente und Makronährstoffe (Kohlenhydrate, Eiweiß, Fett) in ausreichender Menge bekam.

So gesehen war es eine sinnvolle Entscheidung der Evolution, dass die Menschen das entwickelten, was Psychologen heute „spezifisch sensorische Sättigung" nennen. Das heißt, die Begeisterung für ein einmal genossenes Lebensmittels nimmt ab, wenn man dieses Lebensmittel innerhalb kurzer Zeit immer wieder konsumiert[12]. Aus diesem Grunde kann man keine Kartoffel- und Kräuterdiät durchhalten, und sogar die heißgeliebte Schokolade schmeckt irgendwann eklig, wenn man versucht hat, sieben Tafeln auf einmal davon zu essen. Zu einer einzigen Mahlzeit hat man also gerne sehr viele verschiedene unterschiedliche Geschmacksnuancen. Das stellte ursprünglich sicher, dass immer wieder alle Nährstoffe verzehrt wurden.

Es gibt Befunde, wonach Menschen langfristig die Nahrung bevorzugen, die sie kennen (Mutters Küche), aber kurzfristig Abwechslung haben möchten[13]. Jedes Feinschmeckerrestaurant versucht durch eine raffinierte Reihenfolge unterschiedlicher Speisen und Geschmacksrichtungen während eines Menüs genau diesem Bedürfnis Rechnung zu tragen und hofft, dass der Gast später wiederkommt, um genau die gleiche Küche nochmals zu erleben, weil die damit verbundenen Gefühle so gut waren.

Der Appetit regelt bekanntlich nicht nur die Art der gewählten Nahrung, sondern auch die Menge. Auch hier funktioniert das Lust-/Unlustprinzip. Wenn bestimmte Gehirnzentren über bestimmte Botenstoffe das Signal für „Hunger" erreichen, werden Botenstoffe ausgeschüttet, die ein Unlustgefühl erzeugen, so dass eine Motivation entsteht, etwas gegen dieses Unlustgefühl zu unternehmen. Die Wahrnehmung für Essensreize wird geschärft, man beginnt über Essen nachzudenken, überlegt, worauf man Appetit hätte und sucht schließlich etwas zu essen. Wenn das Auge etwas entdeckt, was den Bedarf befriedigen und dem Körper bekommen könnte, signalisiert das Gehirn Vorfreude und beginnt Botenstoffe auszuschütten, die den Menschen dazu veranlassen sollen, nach dem zu greifen, was schmecken könnte. Nach dem ersten Bissen schüttet das Gehirn wiederum andere Botenstoffe aus, die signalisieren, dass der Organismus bekommen hat, was er braucht, dass eine für den Organismus wünschenswerte Situation eingetreten ist – nämlich Beta-Endorphine, die ein Wohlgefühl bewirken.

Die Befriedigung eines Bedürfnisses wird als lustvoll empfunden[14].

Wenn sehr viel Nahrung zur Verfügung steht, darf dieses Lustgefühl aber nicht ungebremst weiter fortbestehen, sonst würde der Stoffwechsel mit der Verdauungsaufgabe überfordert. Während des Essens werden also wiederum Botenstoffe aus den Bestandteilen der aufgenommenen Nahrung gebildet, die signalisieren, dass es langsam genug ist und daher ein leichtes Unlustgefühl erzeugen. Schließlich werden Botenstoffe erzeugt, die die weitere Nahrungsaufnahme beenden. Für die Integration all dieser Aufgaben ist der Hypothalamus zuständig.

Der Hypothalamus ist kein besonders neues Organ. Er arbeitet nach sehr, sehr alten Gesetzen. Er entstand in und vor der Zeit, die man manchmal das Paradies nennt.

Das Paradies

Es gibt eine Reihe von Anthropologen, die die Steinzeit als das verlorene Paradies bezeichnen. Der Mensch, umherziehender Jäger und Sammler, fand genug Nahrung und „arbeitete" daher relativ wenig. Er hatte also viel freie Zeit, war seinen Instinkten verbunden und an seine Umgebung angepasst. Es gab meistens genügend für den Körper geeignete Nahrung, und es gab sie für alle[15].

Lange vor der Steinzeit, vor etwa 2 bis 2,5 Millionen Jahren, erschien in Afrika die erste menschliche Gattung, die Hominiden. Der Homo habilis war der erste Mensch, der fähig war, primitive Werkzeuge herzustellen. Er benutzte Steine, um Fleisch von den Knochen von gefundenen und erlegten Tieren abzuschaben. Während ein durchschnittlicher Schimpanse bis heute mit ca. 400 Kubikzentimeter Gehirn auskommen muss, besaß er vermutlich bereits 600 Kubikzentimeter[16].

Nur etwa 300 000 Jahre später wurde der Homo erectus „geboren", und er hatte schon stolze 900 Kubikzentimeter Gehirn. Pro Gewichtseinheit setzt Hirnmasse 16-mal so viel Energie um wie Muskelgewebe. Das extrem vergrößerte Gehirn forderte also seinen Tribut: Es machte eine beträchtliche Ernährungsumstellung erforderlich.

Homo erectus verbrauchte 25% aller verzehrten Kalorien für die Gehirnfunktionen – das war revolutionär im Vergleich zu den 4-8%, die bei den übrigen Primaten dafür vorgesehen sind[17]. Homo erectus brauchte also Kalorien, viele nahrhafte Kalorien.

Die Gattung Homo schlug einen neuen Weg in der Ernährung ein – sie begann das Fleischangebot der afrikanischen Savannen zu nutzen.

Homo erectus mochte Fleisch lieber als andere Primaten und in größeren Mengen. Er war kein Vegetarier, er konnte es sich wegen

2. Kapitel: Unterwegs zu einem gesunden Appetit

seiner Gehirnentwicklung nicht leisten. Fleisch ist das einzige Nahrungsmittel, das genügend Kalorien aus Fett enthält, um die Gehirnentwicklung unserer Vorfahren zu ermöglichen.

Mit Homo erectus entstand erstmals eine Jäger- und Sammler-Gesellschaft, die sich zu einem nicht unerheblichen Maße von erlegtem Wild ernährte[18].

Energie kann man jedoch nicht nur aus Fleisch gewinnen, sondern auch aus Kohlenhydraten.

Homo erectus entwickelte so etwas wie eine Arbeitsteilung: Die Männer jagten, die Frauen sammelten Früchte, Pflanzen, Körner, Flechten, Saaten und Wurzeln. Diese Teamarbeit ermöglichte ihnen eine der nährstoffreichsten Diäten unter allen Primaten und war so erfolgreich, dass von da an alle Menschenrassen zu Jägern und Sammlern wurden[18].

Er brachte das Eiweiß und sie die Kohlenhydrate. Serotonin wird aus Eiweiß gebildet und mittels des Konsums von Kohlenhydraten ins Gehirn transportiert. Serotonin ist einer der wichtigsten Botenstoffe, um Impulse zu hemmen – Serotonin ermöglicht so etwas wie Vorausschau. Homo erectus hat wahrscheinlich als erster auch die Vorratshaltung entdeckt.

Dann, vor 500 000 bis 180 000 Jahren, tauchte eine neue Menschenrasse auf und ersetzte den Homo erectus nach und nach: der Homo sapiens. Er lebte etwa gleichzeitig mit dem Homo neanderthalensis, dem Neandertaler. Das Überleben des neuen Menschentyps hing ausschließlich von seinen Gehirnfunktionen ab. Er konnte sich komplexe Landkarten seiner Umgebung merken, er wusste, wo welche Nahrung zu finden war, und seine Ernährung verbesserte sich dadurch noch mehr[19].

Homo sapiens brachte zwei revolutionäre Neuerungen in die Geschichte der sich entwickelnden Menschheit ein.

Homo sapiens erfand vermutlich das Feuer. Nahrung konnte erhitzt werden. Viele Vitamine, Mineralstoffe und Spurenelemente werden bei gekochter Nahrung besser verwertet. Manche Knollen sind giftig, wenn man sie nicht brät. Kochen macht pflanzliche Nahrung weicher und daher leichter kaubar. Es schließt Stärke auf, die sich dann viel besser verdauen lässt. Feuer wärmt. Der Homo sapiens überlebte die harten Winter noch etwas besser. Es gab einen zunehmenden Synergieeffekt zwischen verbesserter Ernährung und Gehirnentwicklung. Die komplexen sozialen und psychischen Fähigkeiten des Homo sapiens hingen von seiner Ernährung ab, und diese ermöglichte seine umfassenden Fähigkeiten. Das System funktionierte ausgezeichnet.

Homo sapiens brachte seine Nahrung zurück zur Gruppe und bearbeitete sie dort mit Werkzeugen. Er wurde fähig, den Impuls, alles sofort aufzuessen, dort, wo er (oder sie) es gefunden hatte, zu verzögern, um mit anderen zu teilen. Er jagte und sammelte und teilte mit der Gemeinschaft. Die Voraussetzung, dass ein Mensch fähig ist, seine Impulse zu hemmen, ist, dass er über genügend Serotonin verfügt. Und Serotonin wird nur in ausreichender Menge im Gehirn aufgebaut, wenn die Ernährung sowohl aus Eiweiß als auch aus komplexen Kohlenhydraten besteht.

Der Homo sapiens war sozial. Er begann Vorformen dessen zu entwickeln, was wir heute „Zusammengehörigkeitsgefühl" nennen. Am Anfang waren die umherstreifenden Horden des Homo sapiens mehr eine durch Not verbundene Gemeinschaft als eine durch Zusammengehörigkeitsgefühl verbundene Gruppe. Aber vor etwa 50.000 Jahren begann der Mensch, seine Ahnen zu bestatten. Ein neuer Abschnitt in der Menschheitsgeschichte fing an: Das Zusammengehörigkeitsgefühl wurde auch auf ehemalige Mitglieder der Gruppe ausgedehnt[20].

Der Frühmensch, umherziehender Jäger und Sammler, war, wie Knochenfunde beweisen, erheblich besser ernährt als die heutige Menschheit[21]. Er aß mehr „Salat" und mehr Früchte; er aß Knollenfrüchte, Wurzeln, Triebe, Blätter, Stengel, Algen, Flechten, Tiere – und hier vor allem das fette Fleisch. Aber nicht das Fleisch aus Schweinemast und Rinderzucht.

Er aß das Fleisch von Beutetieren, die auf Steppen, Wiesen, Weiden gelebt hatten. Dieses Fleisch enthält sehr viel mehr der hoch ungesättigten Omega-3-Fettsäuren. Heute findet man diese für die Gehirnentwicklung äußerst nützlichen Fettsäuren nur noch in nennenswerter Menge in Wild. Der ausreichende Verzehr von Omega-3-Fettsäuren ist für die Produktion des Transmitters Serotonin eine wesentliche Voraussetzung. Fleisch ist eine hervorragende Quelle von Vitamin B1, B2, B6 und B12. Fleisch ist auch eine ideale Zink- und Eisenquelle. Das erklärt sich nicht nur aus dem Gehalt, sondern auch aus der Verfügbarkeit. Das Verdauungssystem des Menschen nimmt gerade Zink und Eisen aus Pflanzen in wesentlich geringerem Umfang auf als aus Fleisch. Fleisch enthält schließlich auch Magnesium, Chrom und Kupfer. Magnesium direkt und Chrom indirekt sind ebenfalls entscheidend an der Bildung von Serotonin mitbeteiligt[22].

Nahrung wurde zur Angelegenheit der Gemeinschaft. Keine der sozialen Fähigkeiten, von denen das Überleben des Homo sapiens abhing, wäre möglich gewesen ohne seine Ernährungsweise, die aus Wurzeln, Blättern, Nüssen, Grassamen, Körnern, Bohnen, Gemüse und Fleisch bestand – eine Nahrung, die ihnen ermöglichte, groß, schlank und smart zu werden.

Und bindungsfähig. Serotonin ist der Transmitter, der ausgeschüttet wird, wenn Menschen echte Bindungen erleben. Die Muttermilch ist das Lebensmittel, das am meisten Tryptophan auf der Welt enthält. Tryptophan ist jene Aminosäure, jener Eiweißbaustein, der Voraussetzung für die Bildung von Serotonin ist. Aber es ist nicht nur die Milch. Je fürsorglicher die Mutter ist, so haben Versuche an Affenbabys gezeigt, desto höher ist dessen Serotoninspiegel. In den Gruppen der Jäger und Sammler wurden Kinder etwa 3 Jahre lang gestillt.

Kohlenhydrate braucht der Körper als Treibstoff für Gehirn, Muskeln und Nerven. Kohlenhydrate sind für den menschlichen Körper unbedingt notwendig. Gehirn und Nerven können nur mit Zucker arbeiten. Fehlt Glucose – also Kohlenhydrate – im Gehirn, verstirbt es binnen weniger Minuten. Aus diesem Grunde hat der Körper auch gelernt, die unbedingt benötigte Glucose notfalls aus Eiweiß herzustellen. In den langen, langen Zeiträumen, in denen sich der heutige Homo sapiens entwickelte, war Eiweiß aus Beutetieren, wie Befunde belegen, reichlich vorhanden, aber Kohlenhydrate waren limitiert[23]. (Wurzeln und Knollen müssen aufwendig gesammelt werden). Genau deshalb hat die Natur einiges „erfunden", um den Menschen auf die Suche nach Kohlenhydraten zu schicken. Kohlenhydrate lösen jene Lusterlebnisse aus, die das Gehirn benutzt, um zu vermelden: „Du bist auf dem richtigen Weg." Glucose sichert das menschliche Überleben, denn es sichert die Gehirnfunktionen. Stärke (also viele zusammengesetzte Glucosemoleküle) war über lange Zeiträume, wie z.b. in der Eiszeit, eher rar und entsprechend kostbar.

Der Appetit riet dem Frühmenschen, soviel davon zu konsumieren, wie er kriegen konnte. Langsam entwickelte sich eine angeborene Geschmackspräferenz für „süß". Dieser Geschmack auf der Zunge bedeutet bis heute für das Gehirn: Lebenswichtige Energie im Anmarsch! Hurra!

Manchmal dürfte es sogar ein kleines bisschen Honig gegeben haben. Und der schmeckte nicht nur gut, er schmeckte wohl sehr gut. So gut, dass der Steinzeitmensch wieder und wieder die schmerzhaften Stiche der beraubten Wildbiene riskierte.

Und so belohnt der Appetit den Konsum von Eiweiß nicht im selben Maße wie den Konsum von Kohlenhydraten. Eiweiß führt wesentlich schneller zur momentanen Sättigung als Kohlenhydrate, was den Konsum prinzipiell limitiert. Die Konzentration der Aminosäuren (der kleinsten Eiweißbausteine) im Blutplasma ist umgekehrt proportional zur Nahrungsaufnahme[24].

Das ist äußerst sinnvoll, denn die Verdauung von Eiweiß ist für den Körper ein Zuschussgeschäft – er muss mehr Kalorien dafür aufwenden, als er dafür nutzbare Energie bekommt. Eiweiß hat eine lebensnotwendige Bedeutung als Funktionsträger – alle Hormone, alle Neurotransmitter, alle Muskeln, alle Enzyme, das gesamte Immunsystem bestehen aus Eiweiß.

Trotzdem ist ein Zuviel davon schädlich. Eiweiß hat daher nur eine indirekte Bedeutung als Energieträger – in Notzeiten kann der Körper

Eiweiß zu Glucose verwandeln. Eiweiß wirkt auf den menschlichen Körper als Stressfaktor, und so lässt der Appetit nicht zu, dass man nur Eiweiß isst. Zuviel davon löst daher die natürliche Schutzreaktion des Körpers aus: Abneigung oder sogar Ekel.

Kohlenhydrate werden häufig auch „Sättigungsbeilage" genannt. Das scheint im Widerspruch zu der Tatsache zu stehen, dass es eigentlich Eiweiß ist, das so schnell satt macht. Aber, wie gesagt, erst das Zusammenwirken von Kohlenhydraten und Eiweiß führt zur Bildung des Botenstoffes, der dann das Gefühl für „satt und zufrieden", ein Glücksgefühl im Gehirn entstehen lässt: Serotonin.

Vor etwa 40 000 Jahren erschien dann der Mensch, so wie er heute ist, auf der Erde: Homo sapiens sapiens. Etwa 10 000 Jahre später starb der Neandertaler aus. Von da an war Homo sapiens sapiens die einzige Menschenrasse auf der Erde[25]. Er benutzte hoch entwickelte Werkzeuge und elaborierte Strategien für die Jagd, die Absprachen und Kommunikation erfordern.

Alle Affenherden in freier Natur leben in einer streng geregelten Hierarchie. Je höher der Status eines Tieres einer Gruppe, desto höher ist sein Serotoninspiegel. Je höher der Serotoninspiegel, desto höher der Status eines Tieres. Je höher der Status eines Affen, desto weniger stürzt er sich in überflüssige Kämpfe. Die Natur hat dafür gesorgt, dass nicht die aggressivsten Tiere die Leittiere werden, sondern diejenigen, die am meisten Bindung und emotionale Sicherheit vermitteln können[26]. Unter den Jägern und Sammlern dürfte es so ähnlich gewesen sein: Sie hatten Hierarchien, aber vergleichsweise flache. An der Spitze stand derjenige, der dem Überleben der Gruppe am besten dienlich war.

Die Jäger und Sammler lebten in einer Gruppe von ca. 35 Menschen auf einem Territorium von 500 - 750 Quadratkilometern. Im Paradies war man innerhalb der eigenen Gruppe durch Berührung und Gespräch freundschaftlich verbunden, aber nicht besonders freundlich zu Eindringlingen, dem Fremden, dem Anderen, dem, der das eigene Territorium unerlaubt betrat. Steinzeitmenschen kamen weniger durch

Raubtiere um als durch kriegerische Auseinandersetzungen mit anderen Gruppen. Die prozentualen Verluste bei diesen Auseinandersetzungen waren etwa so hoch wie die Verluste der Deutschen im Zweiten Weltkrieg[27]: Das Paradies war geordnet, aber es entsprach nicht unserer Vorstellung von himmlischem Frieden.

Doch, sie hatten auch Stress. Hitze, Kälte, Hunger, Durst, Verletzungen, Angriffe von Feinden, Geburten. Sie erlebten jenen Stress, auf den der Mensch eingerichtet ist: kurzzeitigen Stress. Sie reagierten schnell, unmittelbar und mit Einsatz von Muskelkraft. Sie bauten die ausgeschütteten Stresshormone ab und entspannten sich dann wieder, aßen gemeinsam am Feuer und füllten ihre verbrauchten Reserven wieder auf.

Sie hatten Stress, aber sie verfügten über das wichtigste Mittel, um Stress abzubauen, wie Stressforscher herausgefunden haben: Bindungen. Setzt man einen Affen allein in einen Käfig und lässt einen knurrenden Hund herumlaufen, steigt der Cortisolspiegel des Affen immens an. Gibt man ihm einen Gefährten und setzt ihm dann einer Stresssituation aus, steigt der Cortisolspiegel bei weitem nicht so stark an. Serotonin moduliert auch Stressreaktionen und verzögert die Einleitung von Notreaktionen, bis klar ist, ob es sich um eine ernsthafte Gefahr handelt[28]. Je mehr Bindungen Menschen erleben und je höher folglich ihr Serotoninspiegel ist, desto angemessener reagieren sie auf Stress.

Entfremdung

Und dann ging das Paradies verloren. Adam und Eva aßen vom Baum der Erkenntnis, wurden aus dem Paradies vertrieben und säten Korn. Was vorher ohne Arbeit, einfach durch Sammeln verfügbar gewesen war, musste nun im Schweiße des Angesichts gepflanzt und geerntet werden.

Vor etwa 10000 bis 20000 Jahren begann die Menschheit mit dem Ackerbau. Die Frage, wo der Ackerbau entstand, ist strittig – es ist jedenfalls erwiesen, dass er nicht nur in Mesopotamien begann, sondern wahrscheinlich in mehreren, voneinander unabhängigen Zentren der Welt erfunden wurde.

Warum es so kam, dafür gibt es verschiedene Theorien. Die plausibelste von allen ist, dass es einfach zu viele Menschen geworden waren. Die Erde war mit ca. 100000 Menschen überfüllt.

Um einen Jäger und Sammler zu ernähren, braucht man ein Gebiet von 13-15 Quadratkilometern. Dieselbe Gruppe, die 500 Quadratkilometer für die Jagd braucht, kann sich durch Ackerbau auf 5 Quadratkilometern ernähren[29].

Das Paradies ist über einen langen Zeitraum hinweg verloren gegangen. Schon bevor der Mensch sesshaft wurde, besaß er primitive Arbeitsgeräte, mit denen er wohl ernten, aber nicht säen konnte[30].

Aber irgendwann begann eine der Gruppen von umherziehenden Jägern und Sammlern, die vielleicht zu groß geworden war, endgültig die Kontrolle über das Nahrungsangebot zu übernehmen, sesshaft zu werden und Ackerbau zu betreiben.

Und mit der Kontrolle kam die Einschränkung: Statt der großen Menge verschiedener Tiere, Pflanzen, Wurzeln, Früchten, die er bis dato vorgefunden hatte, bauten der erste Bauer und seine Nachfolger nur wenige Pflanzen an – genau die Pflanzen, die kultiviert und aufgehoben werden konnten. Er pflanzte Korn, und er hielt Tiere auf der Weide: solche, die sich zähmen ließen, Kühe, Schafe, Schweine, Gänse, Hühner[31]. Kein Wild mehr. Die Jagd wurde im Laufe der Geschichte eine Angelegenheit für Adel und Könige.

Und der Mensch machte sich etwas verfügbar, was vorher höchst selten zu haben gewesen war und ihm so gute Gefühle geschenkt hatte.

Die erste Kulturpflanze der Menschheit war das Zuckerrohr. Schon etwa 15000 v. Chr. wurden zuerst im melanesischen Raum, später in Hinterindien um etwa 6000 v. Chr. Zuckerrohrwildlinge veredelt und in Plantagen angebaut[32]. Auch der Anbau der Dattelpalme, der Fruchtbäume, verschiedener Gemüse und vor allem der Getreidearten und -sorten entstand im asiatischen Raum.

Vom Moment des Ackerbaus an begann das, was man heute „Zivilisation" nennt, und seitdem hat der Mensch überwiegend Nahrungsmittel zur Verfügung, an die er aus physiologischen Gründen nicht angepasst ist. Im Paradies gab es kein Brot und keinen Käse. Aber Kohlenhydrate, z.B. in Form von Getreide, lassen sich sehr viel leichter als Eiweiß lagern. Mit Getreide in Vorratskammern kann man billig große Menschenmengen ernähren. Die soziale Gliederung der Gesellschaft veränderte sich. Die Armen aßen Brot, und für die Reichen gab es Fleisch, Milch und Honig[33].

Kohlenhydrate, in der Zeit des Paradieses ein rarer Luxus, wurden zur Massennahrung, und Eiweiß, einst ein Massenartikel, zum Luxus für die Reichen. Die Verhältnisse hatten sich verkehrt.

Manche bekamen alles, andere sehr wenig – etwas, das es Jahrtausende nicht gegeben hatte, als noch alle aufeinander angewiesen waren. Doch, sie hatten Hierarchien gehabt, aber nicht eine, bei der es Sklaven und Könige gab. Die Unterschiede waren flacher gewesen, und sie passten sich veränderten Gegebenheiten an. Der Serotoninspiegel sinkt, wenn der soziale Status eines Menschen sinkt, und jetzt sank der soziale Status mancher Menschen unerträglich. Es begann das, was man Sklaverei nennt. Je tiefer der Serotoninspiegel, desto tiefer der Selbstwert.

Und nun wurden nicht immer die Bindungsfähigsten die Führer; die natürliche Regulation durch die jeweilige Höhe des Serotoninspiegels unterblieb. Der Sohn des Königs wurde König, und wenn sein Serotoninspiegel tief war, wurde er Despot. Denn je tiefer der Serotoninspiegel, desto aggressiver und grausamer wird ein Mensch. Und umso gefräßiger.

Aus allen Hochkulturen, sei es China, Europa oder Asien, gibt es Berichte über eine hemmungslos die Süßigkeiten ihrer jeweiligen Zeit und Kultur prassende Oberschicht, seien es Zucker, Honig, Backwaren, Feigen, etc.[34]. Es gibt ebenso zahlreiche Berichte darüber, dass es in allen Bevölkerungsschichten, die prassen konnten, regelmäßig zu Fettsucht, Zahnfäule und Diabetes kam[35].

Die Fähigkeit des Appetits, Nahrungsmittel auszuwählen, die besonders lustvolle Gefühle entstehen lassen, wurde in einer Umgebung, in der diese Nahrungsmittel dauernd verfügbar und ihre Produktion unter Kontrolle waren, fatal. Der Appetit begann seine Besitzer in die falsche Richtung zu locken, er belohnte ein Verhalten, das einst so richtig und sinnig gewesen war, immer noch mit guten Gefühlen – zu einer Zeit, als es längst destruktiv geworden war. In einer verkehrten Welt wurde der Appetit verkehrt.

So auch in Europa.

Zucker kam etwa ab 1100 ins christliche Europa. Zucker war so teuer, dass er zuerst nur als Gewürz in ganz geringen Mengen verwendet wurde. Ab dem 13. Jahrhundert begannen die sehr Reichen, ihn als Süßstoff zu verwenden. Vom englischen und französischen Hof stammen Rezepte, die Zucker zu Fisch und Fleisch mischen, zu Geflügelsaucen, zu Schinken, auf Austern. Zucker wurde auf praktisch alles gestreut. Zucker war ein Statussymbol[36].

Das typische Festmahl eines Superreichen beispielsweise auf einem Hofbankett im Frankreich oder England des 16. Jahrhunderts bestand aus einer Speise namens „Blancmanger", als Beigabe Karmelinsoße und dazu einen Wein namens „Hippokras". Blancmanger („das weiße Essen") ist ein Brei aus zu Mehl zerriebenem weißen Reis, der mit Ziegen-, Schaf- oder Mandelmilch aufgekocht wurde, bis er dick und pampig war und dem dann gekochte Hühnerbrust und Schweinespeck zugegeben wurden – und Zucker. Er wurde mit noch mehr Zucker und Schweinefett serviert. Um Hippokras herzustellen, nahm der Koch Zimt, Ingwer und Galant, vermischte es mit einem Pfund Zucker, zerrieb das Ganze und gab eine Gallone besten Burgunders dazu. Karmelinsoße bestand aus Rosinen, Zimt, Nelken und Brot, welches ebenfalls zerrieben und aufgekocht wurde[37].

Die Nahrung der arbeitenden Bevölkerung dagegen war im allgemeinen gesünder. Obwohl sie überwiegend aus Kohlenhydraten bestand, waren es bis in die jüngste Zeit hinein sogenannte komplexe Kohlenhydrate wie Hülsenfrüchte, Kohl, Getreidebrei, Vollkornbrot,

Kartoffeln. Die menschliche Bauchspeicheldrüse ist an die Verdauung dieser komplexen Kohlenhydrate grundsätzlich angepasst. Diese Kohlenhydrate ähneln den saftigen Trieben der Steinzeit, den Flechten und Wurzeln.

1765, also vor knapp 250 Jahren, erfand J. Watt die Dampfmaschine. Was dann begann, war eine Revolution, auf die die Gene unserer Vorfahren nicht im mindesten gefasst waren.

Die industrielle Revolution hat „Nahrungs"mittel hervorgebracht, die unsere Urgroßväter von vor 250 Jahren vermutlich nicht einmal als solche erkennen würden. Nahrungsmittel, die jeglichem Vitamin und Mineralstoff entkleidet, gedampft, zerschnetzelt, zerstoßen, pulverisiert, zerstört wurden. Man stelle sich vor, wir wären zu Gast beim Mahl einer steinzeitlichen Horde und brächten Gastgeschenke aus unserer Zeit mit: Döner, Schokomuffins, Brötchen, Schokoriegel, Erbsen aus der Dose, gesalzenen und gezuckerten Schinken, Würstchen ... Mineralstoffarmer Fraß, der uns krank macht und sie töten würde. Sie dagegen gäben uns frisches Fleisch, geröstet über dem Feuer und mit nur sehr wenig Salz, dafür aber mit zahlreichen Kräutern gewürzt, dazu Salat und Obst, gedünstet: Ein schmackhaftes Fest, überladen mit Vitaminen und Mineralstoffen.

Während der folgenden Jahrhunderte nach seiner Einführung wurde Zucker schrittweise billiger, und immer mehr Menschen konnten ihn sich leisten. Aber auch wenn Tee oder Kaffee mehr und mehr mit Zucker gesüßt wurden, der Konsum war, verglichen mit dem heutigen, immer noch geringfügig. Das änderte sich zu Beginn des letzten Jahrhunderts[38].

Um 1900 war Zucker endgültig Massenware geworden und kein Luxusartikel mehr. Entscheidend dazu beigetragen hatte die Erfindung des Apothekers und Chemikers Andreas Sigismund Marggraf, der 1747 den Zucker in der Zuckerrübe entdeckte. In den folgenden Jahrhunderten wurden industrielle Verfahren entwickelt, die dazu führten, das mehr und mehr Rohzucker aus Zuckerrüben (anstatt aus Zuckerrohr) hergestellt und schließlich auch billig verkauft werden konnte. An die massenweise Verstoffwechselung von Zucker ist die menschliche Bauchspeicheldrüse nicht wirklich angepasst. Zucker überfordert sie[39].

Zwischen dem Moment in der Geschichte der Menschheit, als der Homo sapiens sapiens begann, Brot zu backen, und dem Moment, in dem er das Hormon Insulin entdeckte, und dem Moment, in dem er den Zusammenhang zwischen der Funktionsweise seines Gehirns, seiner Bauchspeicheldrüse und dem Nahrungsmittel „Zucker" beschreiben konnte, verging Zeit: 10000 bis 20000 Jahre. Das ist viel, gesehen aus der Perspektive eines Menschenlebens, und wenig, gesehen aus der Perspektive der Evolution. Der Mensch hatte nicht die Chance, sich an die neue Ernährungsumgebung anzupassen. 400 Generationen sind dafür zu kurz. Das Paradies wusste nichts über Softeis und Nutella, und der Appetit weiß bis heute nichts vom Ende des Paradieses.

Der Mensch ist an eine Ernährungsumgebung angepasst, in welcher er „Appetit" auf alle vorhandenen Nährstoffe entwickelte. Jahrmillionen überlebte die Menschheit ganz ohne Ernährungsberater, gesteuert durch einen wohl funktionierenden Appetit. Eidechse mit Wurzelknolle an Flechte vom Baum mag nicht mehr das Menü sein, das wir uns wünschen, und ein Zurück gibt es sicherlich nicht. Aber heute ist der Mensch in der Lage zu erkennen, an welche Ernährung seine Gene angepasst sind.

Der Appetit ist nicht fest und statisch, er kann durch falsche Nahrungsmittelwahl entfremdet werden. Er ist konditionierbar, und jahrelange falsche Ernährung lenkt ihn in die falsche Richtung. Er signalisiert dann unter Umständen ständig Appetit auf die falschen Lebensmittel – das „Food Craving", die Gier nach Lebensmitteln, die entweder zu Heißhungerattacken mit Erbrechen, zu Binge Eating oder zu Übergewicht führen.

Wäre Anna ein Kind der Steinzeit gewesen, 3 Jahre gestillt und dann aufgewachsen in einer sicheren Gruppe mit viel Zeit für enge sozialen Bindungen, ernährt mit dem Fleisch des Mammuts und dem Honig der Wildbiene, den Wurzeln von der Wiese, den Fischen aus dem kristallklaren Fluss und den Flechten vom Baum: Der Körper dieser Anna hätte tatsächlich eine Fähigkeit zu Selbstregulation gehabt. Er hätte sich gemeldet, wenn er das Bedürfnis nach Nahrung verspürt hätte und mitgeteilt, wenn er satt gewesen wäre. Sie hätte keine Wahl gehabt, als das zu essen, was für sie gesund und woran sie angepasst ist. Ihr Organismus und ihre Seele hätten in einer ausbalancierten Beziehung zu jener Umgebung gestanden, für die beide geschaffen wurde. Sie hätte sicher keine Essstörung entwickelt, und ihre Art zu essen hätte auch niemanden gestört. Sie und ihre Mitmenschen hätten sich über jedes Kilogramm mehr auf ihren Hüften gefreut. „Im Goldenen Zeitalter der Menschheit war Dickleibigkeit gleichbedeutend mit Wohlstand, zeitloses Symbol für Glück und Schönheit, die dem Menschen von natürlichen und übernatürlichen Kräften freigiebig gewährt wurde."[40]

Aber Anna ist ein Kind des zweiten Jahrtausends. Sie hat wahrscheinlich schon als Baby süßen Kindertee mit viel Zucker getrunken (weil Babys dann so gut schlafen), nach dem Abstillen (wenn überhaupt gestillt wurde und nicht ein Milchfläschchen gereicht ward) viel süßen Haferflockenbrei gelöffelt, als Kind dann reichlich süße Limonade getrunken, einen gezuckerten Kakao zum Frühstück, ein Pausenbrot mit jener unwiderstehlichen Schokocreme für die Schule, eine süße Fruchtbombe (es heißt wirklich so!) für die Vitamine, eine Milchschnitte mit Schokolade zwischendrin (laut Werbung werden Mamas, die Milchschnitte verteilen, von ihren begeisterten Sprösslingen noch mehr liebgehabt); Fanta natürlich, stark gezuckert, denn Kinder haben Durst und sollen viel trinken, und dann eine Pizza mit noch mehr Limo zum Abendessen, weil's schnell gehen muss und weil die Mama und der Papa sowieso überarbeitet sind und nicht soviel Zeit haben.

Und obwohl sie jahrelang nicht darüber nachdachte, hat ihr kindlicher Körper es geschafft, diese Fehlernährung wieder auszugleichen. Dennoch: Sie ist längst süchtig.

Und eines Tages kam sie in die Pubertät, was bedeutet, dass der nun frauliche Körper Östrogene ausschüttet, die ihren Appetit steigern und die längst angelegte Sucht fördern. Gleichzeitig soll sie ihren entgleisten Appetit so beherrschen, dass sie schlank bleibt. Keiner erklärt ihr, was sie trotz aller Kontrollversuche dazu treibt, ständig Süßigkeiten und Fett zu essen. Sie tut, was sie kann, um den Konflikt zwischen Heißhunger und Schönheitsideal zu lösen. Sie beginnt zu erbrechen.

Bulimie ist also das Resultat einer entfremdeten Lebensweise. Die wichtigsten Variablen, die den Appetit beeinflussen, sind affektive Beziehungen innerhalb einer sozialen Gemeinschaft, Bewegung und die Art der zur Verfügung stehenden Nahrungsmittel.

In einer kranken Umgebung gibt es keinen spontan eintretenden „gesunden" Appetit, und es ist sinnlos, auf ihn zu hoffen, indem man nur innerpsychische Probleme löst. Ohne Zweifel sind innerpsychische Probleme für das Auftreten der Bulimie mit ursächlich – aber sie sind es nicht allein. Eine Heilung muss daher bei allen drei Variablen ansetzen (Bewegung, Nahrung, Beziehungen). Ein normales Essverhalten gibt es nur, wenn man Nahrungsmittel wählt, an die man aus genetischen Gründen angepasst ist. Sie müssen in der heutigen Umgebung bewusst gewählt und andere, destruktive, bewusst weggelassen werden. Die Utopie, man könne sich so ernähren, dass ohne bewussten Eingriff ein Essverhalten entsteht, bei dem die Fettreserven konstant bleiben, ist eine Illusion.

3. Kapitel: Kommunikation im Gehirn

In diesem Kapitel werden die wichtigsten Zusammenhänge dessen, was im Gehirn geschieht, erklärt. Es ist Grundlage für die Überlegungen der nächsten Kapitel. Wer sich jedoch in Biopsychologie gut auskennt, kann dieses Kapitel überschlagen.

Botenstoffe
Neurotransmitter, Neuropeptide, Neurohormone, Hormone usw. kann man unter dem Begriff „Botenstoffe" zusammenfassen, denn sie alle überbringen im Gehirn und im Körper Informationen. Neurotransmitter sind Botenstoffe, die Nachrichten zwischen zwei Nervenzellen übertragen[1].

Im Gehirn existieren Milliarden von Nervenzellen – kein Forscher weiß exakt, wie viele. Zwischen diesen Nervenzellen gibt es Trillionen von Verbindungen. Jede Nervenzelle hat mehrere „Arme", sogenannte Dendriten, und einen etwas längeren Fortsatz, ein Axon. Mit Hilfe dieser Fortsätze kommuniziert die Nervenzelle mit anderen Nervenzellen. Das Axon ist der Sender der Nervenzelle, die Dendriten die Empfänger. Über das Axon, den Sender der Nervenzelle, werden Signale bis in weit entfernte Gebiete im Gehirn zu anderen Nervenzellen weitergegeben.

Die Signalübertragung geschieht in Form von sogenannten Aktionspotenzialen: Jeder Gedanke, alles, was man als Emotion empfindet, jede Intuition wird in elektrische Signale umgewandelt. Alles, was ein Mensch sieht, hört, fühlt und schmeckt, wird zu elektrischen Signalen, die durch das Nervensystem im Körper und im Gehirn rasen.

Die Empfänger für diese Impulse sind die sogenannten Dendriten der anderen Nervenzelle. Dendriten kann man sich wie Ausstülpungen aus dem Zellkörper vorstellen. Während eine Nervenzelle nur ein Axon als Sender besitzt, das sich allerdings an seinem Ende stark verzweigen kann, hat sie manchmal wenige, manchmal riesige Mengen von Empfängern, also Dendriten. Ein Neuron hat immer nur einen Sender, aber viele verschiedene Empfänger. Der Sender allerdings kann, wenn er sich am Ende verzweigt, viele andere Zellen erreichen, und die Empfänger können von vielen anderen Zellen Informationen empfangen.

Kommunikation zwischen zwei Neuronen

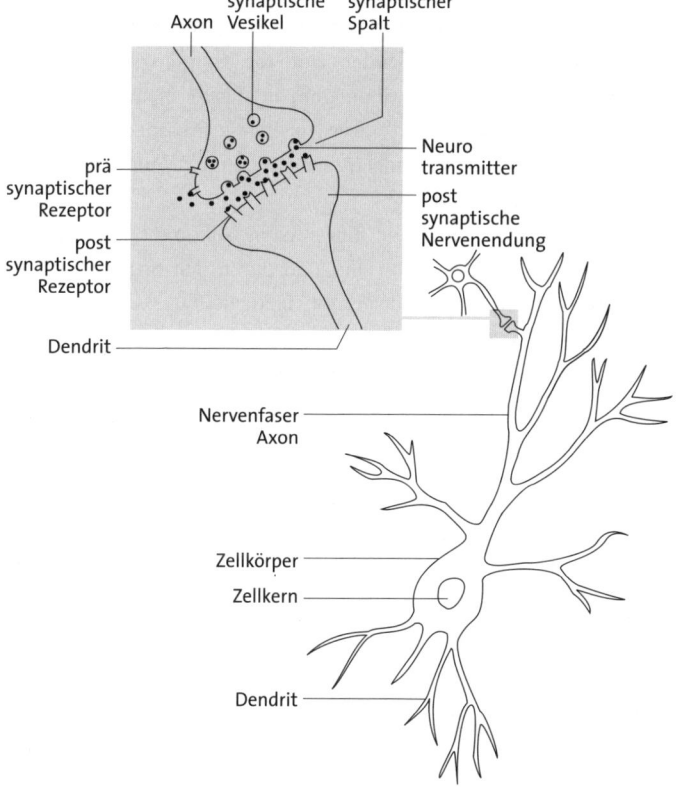

Der synaptische Spalt
Nervenzellen sind nicht miteinander verschaltet wie elektrische Drähte. Zwischen Sender und Empfänger befindet sich ein winziger Spalt.

Dieser Spalt muss „irgendwie" überwunden werden – daher wird zwischen zwei Nervenzellen der elektrische Impuls in ein chemisches Signal umgewandelt. Dieses chemische Signal sind die Neurotransmitter. Von der Art des Gedankens oder des Signals hängt ab, welches elektrische Signal in welchen Transmitter umgewandelt wird. Die Kommunikation zwischen zwei Nervenzellen vollzieht sich also abwechselnd chemisch und elektrisch.

Innerhalb des synaptischen Spaltes geschieht die Kommunikation auf folgendem Wege: Die Sender- und die Empfängerzelle haben jeweils am Ende kleine Ausstülpungen, in denen Neurotransmitter aufbewahrt und „losgeschickt" werden. Diese Ausstülpungen sind hochkomplizierte, winzig kleine Organe, richtige Wunderwerke der Natur, und heißen Synapsen.

Wenn ein Impuls am Ende eines Axons ankommt, schüttet die Synapse des Senders Botenstoff aus, und durch den Spalt schwimmt dieser Botenstoff zur Synapse der Empfängerzelle. Die von der Sender-Synapse ausgeschüttete Menge des jeweiligen Transmitters entspricht der Intensität, mit der die sendende Nervenzelle feuert. Wenn ein Neuron stark feuert, wird am Ende des Axons mehr Transmitter ausgeschüttet, wenn es nur wenig feuert, wird auch nur wenig Transmitter gebraucht. An der gegenüberliegenden Seite wird der Botenstoff eingefangen durch sogenannte Rezeptoren.

Rezeptoren

Die gegenüberliegende Nervenzelle hat an den Synapsen ihrer Dendriten Rezeptoren, an denen der Botenstoff andocken kann, so wie ein Schlüssel in ein bestimmtes Schloss passt. Wenn der Botenstoff angedockt hat, ist die Botschaft überbracht.

Erst durch das Zusammenwirken von Rezeptor und Transmitter entsteht die Nachricht – der Transmitter allein ist also nicht die Botschaft. Ein bestimmter Transmitter kann nur an den für ihn passenden Rezeptor andocken. Wenn Transmitter und Rezeptor zusammengetroffen sind und eine Botschaft entstanden ist, wird die Zelle zu irgendeiner Reaktion veranlasst. Sie könnte ein Aktionspotential weitergeben, sie könnte feuern, sie könnte auch gehemmt werden und gerade nicht feuern.

Man nimmt heute an, dass weit verstreute Zellgruppen und Gehirnteile in Netzwerken zusammenarbeiten, um ein Verhalten, ein Gefühl, einen Gedanken hervorzubringen. Durch das System der auf bestimmte Transmitter spezialisierten Neurone und den dem Transmitter zugeordneten Rezeptoren werden die Netzwerke gebildet, die zusammenarbeiten sollen. Man kann es sich vorstellen wie das Telefonnetz: Es käme zu keiner Kommunikation, wenn nicht Sender und Empfänger durch eine bestimmte Nummer miteinander verbunden wären. Neurotransmitter mit ihren Rezeptoren sorgen dafür, dass die „richtigen" Neurone miteinander verbunden sind, um die zahlreichen Informationen zu integrieren, die gebraucht werden, damit am Ende der Verhaltensoutput für den Organismus günstig ist. Transmitter verbinden verschiedene Gehirnteile zu sogenannten Pathways.

Wenn die Kommunikationssignale, die Neurotransmitter, nicht zur Verfügung stehen, können sich die verschiedenen lokalen Netzwerke des Gehirns nicht mehr miteinander abstimmen. Die Folge sind kognitive und emotionale Fehleinschätzungen und entsprechend veränderte oder gestörte Verhaltensmuster.

Einige Neurotransmitter übertragen nicht nur einfach Signale wie ein Telefon, sie beschleunigen oder verlangsamen auch die Rate, mit der das Empfängerneuron feuert. Diese Neurone geben ihre Botenstoffe in den Raum zwischen den Zellen ab, wo sie die Wirkung anderer Neurotransmitter beeinflussen. Daher heißen diese Botenstoffe auch Neuromodulatoren.

Das Wechselspiel zwischen Signalübertragung und Modulation der Signalübertragung macht eine flexible Anpassung an die Umgebung, in der ein Mensch lebt, möglich. Denn dadurch kann das Verhalten, mit dem er auf diese Umgebung reagiert, je nach Notwendigkeit beeinflusst werden. Sind in einer bestimmten Umgebung sehr viele hemmende Signale notwendig, kann dies durch Transmitter beeinflusst werden. Wenn es günstig ist, dass sehr viele aktivierende Signale entstehen, kann dies ebenfalls durch Transmitter moduliert werden. Gäbe es im Gehirn nur einfach elektrische Drähte wie beim Stromkreislauf, die fest verschaltet sind, dann könnte es nur eine einzige „verdrahtete" Reaktion geben, und wenn diese nicht mehr günstig ist, ständen dem Individuum keine Anpassungsmöglichkeiten mehr zur Verfügung. Es würde – in einer natürlichen Umwelt – aussterben.

Die Effizienz der Signalübermittlung zwischen einzelnen Neuronen hängt nicht nur von der Menge des verfügbaren Botenstoffes ab, sondern eben auch davon, wie viele Rezeptoren sich auf den verschiedenen Synapsen angesiedelt haben.

Je nachdem, wie viel Transmitter zur Verfügung stehen, kann die Zelle die Zahl der Rezeptoren für einen bestimmten Botenstoff herauf- oder herabsetzen und damit den Transmitter entweder intensiv oder weniger intensiv „nutzen". Wird die Zahl der Rezeptoren heraufgesetzt, nennt man das „Up-Regulation", wird sie herabgesetzt, „Down-Regulation". Wenn das Gehirn plötzlich längerfristig mit einem Transmitter überschwemmt wird, regelt es die Zahl der Rezeptoren herunter, so dass der Transmitter weniger wirksam wird. Umgekehrt gilt: Wird über einen längeren Zeitraum eine geringe Menge eines Transmitters ausgeschüttet, erhöht das Gehirn die Zahl der Rezeptoren, um noch das letzte Restchen Transmitter auszunutzen, und so potenziert sich die Wirkung des jeweiligen Transmitters.

Wiederaufnahme

Wenn ein Botenstoff – unter diesem Oberbegriff fassen Neurowissenschaftler Neurotransmitter, Neuropeptide und Hormone zusammen – an einen Rezeptor andockt, entsteht eine Art chemischer Verbindung. Würde er dort nun einfach kleben bleiben, wäre der Rezeptor blockiert, der Kommunikationskanal verstopft, und die Nachricht könnte nur einmal überbracht werden: Die Synapse wäre sozusagen ausgeschaltet. Deshalb gibt es Enzyme, die die Botenstoffe von ihren Rezeptoren wieder ablösen. Zwei Mechanismen beenden die Verbindung zwischen

Up- und Down-Regulation
Zitiert nach Kathleen DesMaisons, Zeichnung wurde verändert

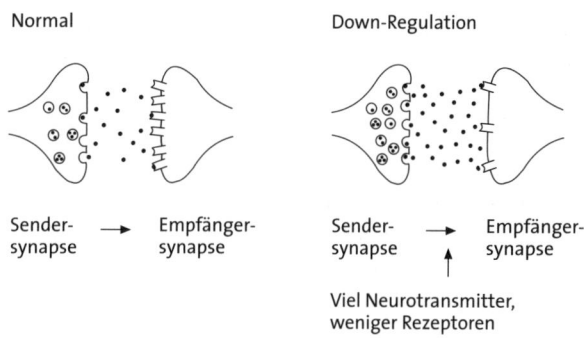

Wenn viel Botenstoff von der Sendersynapse ausgeschüttet wird, regelt die Empfängerzelle die Zahl der Rezeptoren auf den Empfängersynapsen herunter. Das bedeutet, der Botenstoff wirkt nicht so intensiv.

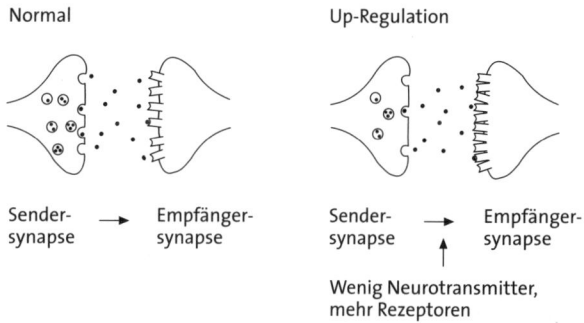

Wenn wenig Botenstoff von der Sendersynapse ausgeschüttet wird, regelt die Empfängerzelle die Zahl der Rezeptoren auf den Empfängersynapsen herauf. Das bedeutet, der Botenstoff wirkt intensiver.

Botenstoff und Rezeptor: Die Wiederaufnahme und der enzymatische Abbau. Wiederaufnahme bedeutet, dass der Botenstoff erst vom Rezeptor abgelöst und dann in die Speicherbläschen der Synapse, die Vesikel, zurückgepumpt wird. Dies geschieht durch spezielle Transportmoleküle. Wenn sehr viele dieser Transportermoleküle vorhanden sind, wird sehr schnell sehr viel Transmitter zurückgepumpt. Dann arbeiten Transmitter und Synapse nicht sehr lange zusammen, und die Information wirkt nicht sehr „intensiv". Wenn weniger Transportmoleküle vorhanden sind, erhöht sich die Wirkung des jeweiligen Transmitters – es ist fast so, als wäre mehr davon vorhanden. Im Falle des Serotonins führt das zu einer raschen Stimmungsverbesserung.

Die Mehrheit der Neurotransmittermoleküle wird nach ihrer Freisetzung fast augenblicklich wieder in die präsynaptischen Endknöpfe aufgenommen (also die Synapsen der Senderzelle), erneut in Vesikel (die Speicherbläschen der Synapse) verpackt und wieder ausgeschüttet: ein Kreislauf, der sich ständig wiederholt.

Aber es wird nicht die vollständige Menge des ausgeschütteten Transmitters zurückgepumpt. Immer wenn Neurone aktiv feuern, geht bei der Signalübermittlung ein bisschen Neurotransmitter verloren und muss neu aufgebaut werden. Etwa 80% wird zurückgepumpt, 20% geht verloren und wird ins Blut geschwemmt. Es handelt sich also nicht um einen völlig geschlossenen Kreislauf. Folglich muss von allen Transmittern ständig nachproduziert werden.

Synthese von Transmittern

Bei der Synthese – so nennt man die Produktion von Neurotransmittern in der Zelle –, gibt es immer einen sogenannten geschwindigkeitslimitierenden Schritt. Dieser geschwindigkeitslimitierende Schritt ist ein bestimmtes Enzym, im Falle des Serotonins das Enzym Tryptophan-Hydroxylase. Es kann nur so viel Serotonin nachproduziert werden, wie von diesem Enzym in der Zelle verfügbar ist, selbst dann, wenn genügend Tryptophan, der Ausgangsstoff, aus dem Serotonin hergestellt wird, vorhanden ist. Das Gehirn hält die Menge dieses

Enzyms über einen langen Zeitraum hinweg möglichst stabil. Es wird also nicht beliebig schnell beliebig viel Transmitter nachproduziert. Im Falle des Serotonins wird das restliche Tryptophan einfach ausgeschieden. Man kann nicht erzwingen, dass beliebig viel mehr Serotonin über eine gewisse Grenze hinaus produziert wird. Dafür ist eine längerfristige Anpassung notwendig und das bedeutet, dass erstens stabil genügend Tryptophan mit der Nahrung aufgenommen werden muss und zweitens das Gehirn zu der „Meinung" gelangt, dass mehr Serotonin gebraucht wird und daher mehr von dem Enzym Tryptophan-Hydroxylase produziert.

Dieser geschwindigkeitslimitierende Schritt ist einer der Mechanismen, mit denen das Gehirn die Reaktion auf eine bestimmte Umwelt stabil hält. Bei einer andauernden Belastung oder Verminderung der entsprechenden Neurone kann sich die Geschwindigkeitsrate, mit der nachproduziert wird, erhöhen oder vermindern. Das dient der Anpassung an eine bestimmte Umwelt und/oder Beziehung.

Was kann schief gehen?
Nachrichten im Gehirn können nur von Neuron zu Neuron und nur mittels Transmittern weitergegeben werden. Während es nur eine Möglichkeit des Gelingens gibt, sind im geschilderten System zahlreiche Möglichkeiten des Misslingens möglich.

1. Es gibt nicht genug von dem jeweils benötigten Neurotransmitter.

Ein Grund, warum ein bestimmter Botenstoff zu wenig produziert wird, ist, dass die Ausgangsstoffe für alle Neurotransmitter mit der Nahrung aufgenommen werden müssen. Das gleiche gilt für die Vitamine und Spurenelemente, die für den Aufbau der Transmitter gebraucht werden. Wenn diese in der Nahrung fehlen, können die entsprechenden Botenstoffe nicht aufgebaut und folglich auch nicht ausgeschüttet werden.

Selbst wenn sie mit der Nahrung ausreichend aufgenommen werden, müssen sie auch noch dort ankommen, wo sie zu Transmittern verarbeitet werden, nämlich im Gehirn. Zwischen dem Blutkreislauf und dem Gehirn gibt es eine sogenannte Blut-Hirn-Schranke, ein Filtersystem, das die meisten Moleküle, die im Blut herumschwimmen, gar nicht passieren können. Durch diese Schranke müssen die verschiedenen Ausgangsstoffe hindurchgelangen, um überhaupt dort anzukommen, wo sie gebraucht werden.

Ein dritter – und einer der wichtigsten – Gründe dafür, dass zu wenig Botenstoff zur Verfügung steht, ist, dass plötzlich mehr Botenstoff verbraucht wird als nachproduziert werden kann: Das heißt, es wird mehr gebraucht, als der geschwindigkeitslimitierende Schritt zulässt. Das passiert vor allem dann, wenn bestimmte Neurone, z.B. bei Stress, sehr oft und sehr intensiv feuern müssen. Dann kann es zu einem Mangel an vorhandenen Transmittern kommen, und das wiederum hat Auswirkungen auf Gefühle und Verhalten.

2. Es gibt zu viel oder zu wenig Rezeptoren für einen bestimmten Transmitter.

Wenn beispielsweise zu wenig Serotoninrezeptoren vorhanden sind, kann das ausgeschüttete Serotonin nicht ausreichend wirksam werden. Dies ist sehr häufig ein Zustand, bei welchem die Gier nach Produkten besteht, die immer wieder eine Serotoninausschüttung provozieren, damit die Rezeptoren wenigstens ein „bisschen" Stoff bekommen, denn Rezeptoren mögen es nicht, keine Signale, keinen „Stoff" zu erhalten. Wenn sie nichts zu tun haben, verlangen sie gebieterisch danach, dass Verhaltensweisen gezeigt werden, die ihnen ihren Stoff beschaffen.

3. Die Signale des Senderneurons sind nicht stark genug, um eine Ausschüttung von Neurotransmittern zu veranlassen.

Dies geschieht vor allem dann, wenn das Senderneuron durch den Einsatz hemmender Transmitter „gebremst" wird. Häufig ist das ein Prozess, der sehr nützlich ist, manchmal jedoch schadet er auch, wenn sinnvolle Nachrichten „zurückgehalten" werden.

4. Die Wiederaufnahme des Transmitters ist nur eingeschränkt möglich, nachdem er seine Nachricht überbracht hat, so dass er für nächste Signal nicht mehr in ausreichender Menge zur Verfügung steht. Das bedeutet, es fehlen Transportermoleküle.

5. Im synaptischen Spalt wird der jeweilige Transmitter zu schnell abgebaut, so dass er entweder seine Nachricht gar nicht überbringen kann oder für das Folgesignal zu wenig Transmitter zur Verfügung steht. Es wird also zuwenig Transmitter zurückgepumpt.

6. Die Empfangs-Rezeptoren sind durch andere Moleküle blockiert, der Neurotransmitter kann also nicht „andocken", die Botschaft wird zwar gesendet, kommt aber nicht an.

7. Das Empfängerneuron produziert nicht die „richtigen" oder nicht genügend Rezeptoren, und der Neurotransmitter (selbst dann, wenn er in ausreichender Menge zur Verfügung steht) kann seine Nachricht nicht überbringen.

4. Kapitel: Wie Hunger und Heißhunger entstehen

Essverhalten und Körpergewicht eines jeden Menschen, ob er sich nun „essgestört" verhält oder nicht, hängen von Botenstoffen, den sogenannten Neurotransmittern (oder abgekürzt: Transmitter) im Gehirn ab. Die wichtigsten Transmitter, die in den Prozess von Hunger und Sättigung involviert sind, heißen Serotonin, Dopamin, Noradrenalin und Acetylcholin.

Diese Transmitter beeinflussen nicht nur das Essverhalten, sondern auch zahlreiche andere Prozesse und werden wiederum von zahlreichen Erlebnissen beeinflusst. Ein Ereignis, das nichts mit Essen zu tun hat, kann also auf das Essverhalten entscheidend einwirken.

Zentrale Steuerung: Hypothalamus

Die Gehirnregion, die das Ess- und Trinkverhalten reguliert und die auch für Sucht „zuständig" ist, ist der Hypothalamus. Alle Menschen haben zwei unterschiedliche Gehirne, ein „neues" und ein „altes" Gehirn. Das neue Gehirn, der Cortex, ist für Fähigkeiten wie logisches Denken, das Treffen von Entscheidungen und die Auswertung von Informationen zuständig. Das alte Gehirn, von dem der Hypothalamus einen wichtigen Teil darstellt, ist der Sitz der instinktiven Emotionen.

Den Hypothalamus beeinflussen Reize aus der externen Welt, die Außentemperatur, der Wechsel der Jahreszeiten sowie jeglicher sensorischer Input, Meldungen höherer Gehirnzentren – alles, was man sieht, hört, riecht, anfasst und schmeckt[1]. Er hat den Job, für die Bewältigung der diversen Ereignisse genügend Energie bereit zu stellen.

Er reagiert aber nicht nur auf die Außenwelt. Für den Hypothalamus sind auch innere Erlebnisse wie Gedanken oder Erinnerungen maßgeblich.

Hunger und Sättigung werden im Magen gefühlt, aber sie entstehen im Gehirn. Oberstes Organ für die Integration aller Signale zur Regulierung des Körpergewichtes ist der Hypothalamus. Damit er die richtigen Entscheidungen treffen kann, muss er sowohl über die akuten Zu- und Abflüsse von Energie als auch über die Größe der längerfristig eher konstanten Fettreserven informiert sein. Diese Informationen erhält er übermittelt durch Botenstoffe.

Der Hypothalamus reagiert auf Meldungen von Ereignissen und nicht auf das, was im Körper tatsächlich los ist. Er nimmt immer an, dass die eintreffende Meldung richtig ist, er überprüft nicht, ob sie stimmig ist oder nicht. Wenn unstimmige Mengen bestimmter Botenstoffe eintreffen, reagiert er so, als ob diese Meldungen sinnvoll wären. Er handelt wie der Einkäufer einer Firma, der die Informationen, wie viel noch am Lager ist, vom Lagerverwalter erhält und nur auf dessen Informationen reagiert, nicht aber auf das konkrete Lager. Das heißt, wenn ihn die falschen Botenstoffe oder zuviel oder zu wenig von einem bestimmten Botenstoff erreichen, „irrt" er sich und veranlasst eine Nahrungsaufnahme, obwohl sie aus energetischen Gründen eigentlich nicht nötig wäre. Es kann auch sein, dass er die Nahrungsaufnahme verhindert, obwohl sie nötig wäre.

Der Hypothalamus arbeitet bildlich gesprochen so, als wäre eine ganze Kette von Ampeln über die Straße gespannt: Wenn mehr Ampeln grün zeigen, darf man fahren, wenn mehr auf rot stehen, muss man halten. Melden mehr Botenstoffe „grün", oder „Appetit auslösen", gibt er das Signal für „Hunger", und wenn mehr „rot" bzw. „Appetit hemmen" melden, gibt er das Signal für „satt"[2].

Ob nun Nahrung aufgenommen wird und welche, ob nicht oder ob die Nahrungsaufnahme beendet wird, ergibt sich aus der Intensität des Appetit auslösenden bzw. hemmenden Gesamtsignals[3].

Der Körper sendet Botenstoffe, und der Hypothalamus empfängt die Nachrichten, verarbeitet sie und reagiert. Über ein neuronales Netzwerk veranlasst der Hypothalamus Nahrungs- oder Wasseraufnahme, indem er bestimmte Botenstoffe bildet. Die Rate, mit der diese Botenstoffe gebildet werden, wird durch eintreffende Signale beeinflusst[4].

Die verschiedenen Hormone und andere Botenstoffe, sogenannte Neurotransmitter, die beim Hypothalamus aus der Peripherie (dem

Körper) oder anderen Zentren des Gehirns ankommen wirken entweder Appetit auslösend (orexigen) oder Appetit hemmend (anorexigen)[5].

Orexigene Botenstoffe signalisieren, vermehrt Nahrung aufzunehmen und Energieträger ins Fettgewebe einzulagern. Anorexigene Sigale bedeuten, die Nahrungsaufnahme einzuschränken und die Einlagerung von Energieträgern ins Fettgewebe zu stoppen. Appetit auslösende Botenstoffe sind unter anderem das sogenannte Neuropeptid Y, aber auch die Katecholamine (die Neurotransmitter Noradrenalin, Adrenalin und Dopamin), die endogenen opioiden Peptide, das Stresshormon Cortisol, Galanin, Beta-Endorphin und viele – z.T. noch nicht bekannte – andere Botenstoffe.

Wenn der Blutzuckerspiegel unter einen bestimmten Wert absackt, ist dies für den Hypothalamus fast immer ein sehr stark wirkendes Signal, umgehend Nahrungsaufnahme zu veranlassen. Dabei spielt keine Rolle, was das Absacken des Blutzuckerspiegels provozierte, ob echter Energiemangel oder ein anderes Ereignis. Botenstoffe, die den Appetit hemmen, sind das Corticotropin-Releasing-Hormon (CRH), das Adrenocorticotropine Hormon (ACTH), das Glukagon-artige Peptid-1 (Glp-1) und das Cocain- und Amphetamin-regulierte Transcript (CART), das „Ich-bin-satt-Enzym" Cholecystokinin sowie Serotonin[6].

In der heutigen Welt erhält der Hypothalamus zu viele Appetit auslösende und zu wenig Appetit hemmende Signale. Bei Bulimie oder Binge Eating, so meine Hypothese, ist dieses Verhältnis völlig disproportional geworden, was zu extremen Hungerattacken einerseits und mangelnder Sättigung andererseits führt.

Gesunder Hunger und gesunde Sättigung

Hunger
„Hunger" entsteht unter anderem dadurch, dass in dafür bestimmten Teilen des Hypothalamus eine erhöhte Menge von Noradrenalin ausgeschüttet wird. Bei einem gesunden Menschen geschieht dies in regelmäßigen Abständen, etwa 3-4 mal am Tag[7].

Der Neurotransmitter, der den Appetit zwischen den Mahlzeiten hemmt und so das Gefühl von „satt" vermittelt, ist Serotonin. Nach einer „normalen" Nahrungsaufnahme reicht die Menge des durch die Nahrung nachproduzierten Serotonins ca. 3-4 Stunden für dessen verschiedenen Funktionen, unter anderem der Hemmung von Hunger und Appetit auf Kohlenhydrate. Danach ist die Appetit hemmende Wirkung des Serotonins erschöpft, und man bekommt „Hunger"[8].

Hunger, NPY und Galanin
Zitiert nach Elizabeth Somer, Zeichnung wurde verändert

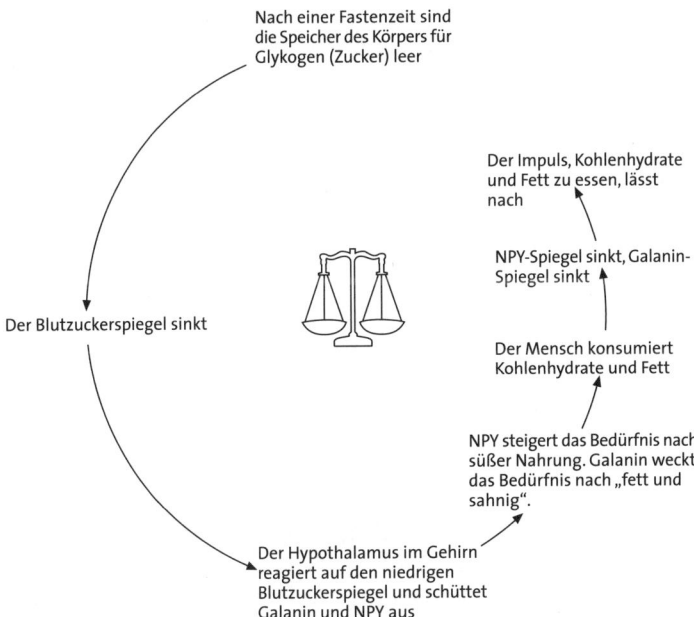

Das physiologisch gesunde Absinken des Serotoninspiegels geht einher mit dem physiologischen Absinken des Blutzuckerspiegels nach einer gesunden Mahlzeit. Ein niedriger Blutzuckerspiegel, zusammen mit einem niedrigen Insulinspiegel, ist ein orexigenes Signal. Der Hypothalamus misst den Blutzuckerspiegel, und wenn er zu tief ist, antwortet er mit der Ausschüttung von Neuropeptid Y, einem Neuropeptid, das ganz besonders den Hunger auf Kohlenhydrate auslöst[9]. Je tiefer der Blutzuckerspiegel, desto mehr Neuropeptid Y wird ausgeschüttet. Bei einem tiefen Insulinspiegel wird auch ein weiterer Botenstoff ausgeschüttet, der Appetit auf Fett macht: Galanin. Auf diesem Wege sorgt eine milde Unterzuckerung sowohl für einen angemessenen Appetit auf Kohlenhydrate als auch angemessenen Appetit auf Fett[10].

Wenn der Insulinspiegel „normal" tief ist, das heißt nicht unphysiologisch stark abgesackt, der Blutzuckerspiegel „normal" tief ist, etwas Galanin und etwas Neuropeptid Y ausgeschüttet wurde, im Hypothalamus etwas Noradrenalin Hunger auslöste und der Serotoninspiegel zwar tiefer, aber nicht dramatisch tief ist, beginnt eine gesunde physiologische Nahrungsaufnahme. Was danach eintritt, ist eine ebenso gesunde

Sättigung

Noradrenalin und Serotonin sind nicht nur an der Entstehung von Hunger beteiligt, sondern auch an der Empfindung „satt". Bei der Entstehung von Hunger sind sie Gegenspieler, bei der Entstehung des Gefühls von „satt" arbeiten sie zusammen.

Während des Essens werden bereits in den ersten Minuten nach der Nahrungsaufnahme bestimmte Hormone im Darm gebildet, die den weiteren Nahrungsaufnahmeprozess hemmen sollen. Ein wichtiges Hormon ist das Verdauungshormon Cholecystokinin. Dieses Hormon wirkt im Gehirn als Sättigungssignal. Wie man heute vermutet, wird Cholezystokinin aber nur dann produziert, wenn dies durch Signale von Serotonin veranlasst wird[11].

Unter dem Einfluss von Cholezystokinin beginnt Noradrenalin, anders mit den Zellen zu kommunizieren als in der Phase, in der es für Hunger sorgte – es spricht andere Rezeptoren an, und diese Wirkung ist dafür verantwortlich, dass man sich satt fühlt[12].

Wenn der Blutzuckerspiegel steigt, steigt auch sofort der Insulinspiegel. Durch den Zucker werden die Gehirn-, Muskel- und Nervenzellen erneut mit Energie versorgt und melden dies dem Hypothalamus. Das mit dem Blutzuckerspiegel steigende Insulin hemmt im Hypothalamus die weitere Ausschüttung von NPY, dem Hungermacher[13].

Das ausgeschüttete Insulin transportiert die Vorläufersubstanz Tryptophan, ein Eiweißbaustein, der den Serotoninaufbau erst ermöglicht, ins Gehirn, und so kann dort ein neuer Aufbau beginnen. Insulin hemmt auch die weitere Ausschüttung von Galanin. Der Appetit auf Fett lässt nach.

Etwa 30 Minuten nach Beginn einer Mahlzeit ist im Gehirn neues Serotonin aufgebaut worden. Dann hört der Hunger auf Kohlenhydrate auf, und man fühlt sich „satt und zufrieden".

Auch ein weiterer Transmitter, Acetylcholin, hilft beim Sättigungsprozess mit, indem es die Aktivität, Nahrung aufzunehmen, reduziert, wenn es während einer Mahlzeit vermehrt ausgeschüttet wird. Dopamin, das den Beginn der Nahrungsaufnahme mit auslöst, dient während der Mahlzeit ebenfalls als Sättigungssignal, es hemmt selektiv die Aufnahme von Fett und Eiweiß. Dopamin wird besonders dann ausgeschüttet, wenn das Essen scharf gewürzt ist[14].

Ein physiologischer Hunger in Verbund mit einer physiologischen Nahrungsaufnahme sorgt für einen angemessenen Rhythmus von Hunger und Sättigung. Der Blutzuckerspiegel bleibt nach einer Mahlzeit stabil, bis er sanft wieder absackt, der Insulinspiegel sinkt ebenfalls nur langsam – und so auch der Serotoninspiegel. Zwischen den Mahlzeiten kann Serotonin seine Appetit hemmende Funktion erfüllen.

Die Wiederherstellung eines gesunden und angemessenen Essverhaltens ist dann geglückt, wenn Noradrenalin und Serotonin wieder in einer ausgeglichenen Balance zusammenarbeiten und das Gehirn genügend Rezeptoren aufgebaut hat, so dass beide Neurotransmitter im richtigen Moment ihre Botschaft auch wirksam vermitteln können.

Neurotransmitter und Essverhalten
Hunger und Appetit sind sowohl im Allgemeinen als auch im Speziellen auf die Wirkung von Botenstoffen zurückzuführen. Ein Mangel kann sowohl unspezifischen Hunger als auch ein sehr spezifisches Craving auslösen – die Gier nach bestimmten Lebensmitteln, die auch nur durch diese Lebensmittel gestillt werden kann.

Beim Essverhalten sorgt ein niedriger Serotoninspiegel vor allem dafür, dass Appetit auf Kohlenhydrate entsteht.

Serotonin und Kohlenhydrate
Zitiert nach Elizabeth Somer, Zeichnung wurde verändert

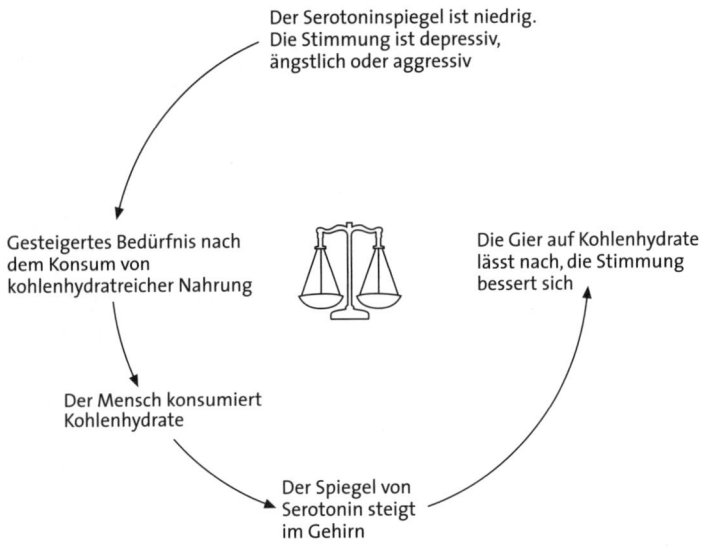

Menschen mit einem konstant niedrigen Serotoninspiegel haben daher Heißhungerattacken auf Süßes, wie z.B. Zucker, süßes, kohlenhydratreiches Essen, Gebäck, Schokoriegel.

Serotonin verursacht den Appetit auf Kohlenhydrate nicht direkt, es hemmt seinen Gegenspieler Noradrenalin, das den Appetit auf Kohlenhydrate auslöst.

Ein hoher Serotoninspiegel löst eher Appetit auf Eiweiß aus.

Man kann es sich vorstellen wie zwei Menschen, die auf einer Wippe sitzen: Wenn der eine sehr viel schwerer ist, neigt sich die Wippe zu seiner Seite. Am besten wippt es sich, wenn beide Partner ungefähr gleich schwer sind. Je tiefer der Spiegel von Serotonin, desto mehr wirkt Noradrenalin (jetzt oben auf der Wippe), je tiefer der Spiegel von Noradrenalin, desto mehr wirkt Serotonin.

Der Konsum von Eiweiß
Zitiert nach Elizabeth Somer, Zeichnung wurde verändert

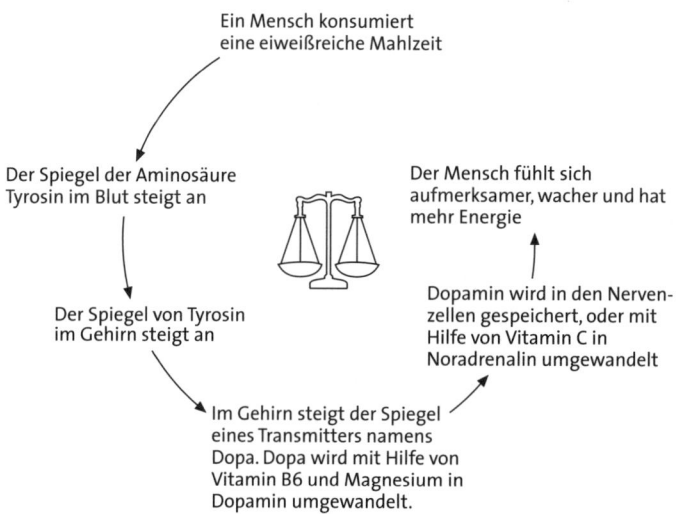

Ein niedriger Serotoninspiegel löst deshalb Appetit auf Kohlenhydrate aus, weil die Wirkung des Noradrenalins nicht mehr ausreichend gebremst wird. Die zentrale Gabe von Noradrenalin im Tierversuch bewirkt eine Steigerung der Nahrungsmenge und -dauer sowie eine Bevorzugung kohlenhydratreicher Speisen.

Durch die von Noradrenalin ausgelöste Gier auf Süßes und den dadurch erfolgenden Konsum auf Kohlenhydrate steigt der Serotoninspiegel wieder und bremst die Wirkung von Noradrenalin. Diesen Effekt kennt man, wenn man nach einer Mahlzeit mit viel Eiweiß, beispielsweise nach einem Steak, das viel Tyrosin und Phenylalanin enthält, was den Noradrenalin- und Dopaminspiegel steigen lässt, plötzlich Appetit auf ein Dessert mit Schokolade bekommt.

Beim Sättigungsprozess hemmt Serotonin selektiv den weiteren Konsum von Kohlenhydraten. Der Konsum von Eiweiß und Fett wird durch Serotonin nicht gehemmt, das macht unter anderem Dopamin[15].

Je mehr Noradrenalin, desto mehr Appetit auf Kohlenhydrate, je mehr Serotonin, desto mehr Appetit auf Eiweiß. Noradrenalin ist nicht nur für den Appetit auf Kohlenhydrate, sondern auch für das Hungergefühl zuständig. Wenn der Noradrenalinspiegel hoch ist, kommt es meistens zum Gewichtsverlust, weil man erstens schneller satt wird und zweitens die Fettfreisetzung im Körper wesentlich über Noradrenalin läuft – das heißt nichts anderes, als dass man bei einer guten Fettfreisetzung zwischen den Mahlzeiten länger von den Vorräten des Körpers zehrt. Die Zeit zwischen den Mahlezeiten, die Fastenphase, wenn der Körper seine Reserven verbraucht, kann länger andauern, man hat erst später wieder Hunger und wird auch schneller satt. Wenn wenig Noradrenalin vorhanden ist, hat man keine ausgeprägte Gier wie bei einem Mangel an Dopamin oder Serotonin, aber „irgendwie" ständig Hunger. Ist der Noradrenalinspiegel tief und der Serotoninspiegel ebenfalls, verspürt man andauernden Hunger – und zwar vor allem auf Kohlenhydrate.

Menschen, die vor allem ihren Noradrenalin- (und Dopaminspiegel) steigern wollen, essen am liebsten eiweißreiche Mahlzeiten, die das benötigte Tyrosin und Phenylalanin enthalten. Wird dies jedoch übertrieben – beispielsweise bei einer Diät, die nur aus Eiweiß-Shakes besteht –, fällt der Serotoninspiegel aus Gründen, die in Kapitel 7 erklärt werden, manchmal zu stark ab (Wippe unten), und der Noradrenalinspiegel steigt zu stark an (Wippe oben). Der hohe Noradrenalinspiegel, weitgehend ungebremst durch Serotonin, löst eine Gegenbewegung aus: So kommt es zu einem starken Drang nach Süßem und/oder nach Kohlenhydraten.

Noradrenalin ist, chemisch gesehen, ein „Abkömmling" des Neurotransmitters Dopamin. Um Noradrenalin aufzubauen, muss erst Dopamin entstehen, das dann u.a. mit Hilfe von Vitamin C in Noradrenalin umgewandelt wird.

Auch der Transmitter Dopamin sorgt für einen spezifischen Appetit auf bestimmte Speisen. Das sind vor allem fettreiche und salzig schmeckende Lebensmittel wie Schinken, Würstchen, Steak etc., die Tyrosin enthalten, was das fehlende Dopamin wiederum steigert[16].

Auch Dopamin in Zusammenarbeit mit Noradrenalin ist nicht nur für den Appetit selbst, sondern auch für die Nahrungsaufnahme im Allgemeinen zuständig.

Zu Beginn der Nahrungsaufnahme provoziert unter anderem Noradrenalin die Essensaufnahme, weil es eine Steigerung von Dopamin in einem Gehirnteil des limbischen Systems, dem Nucleus accumbens, mit auslöst und die Wirkung des hemmenden Transmitters Acetylcholin, der sonst die Nahrungsaufnahme beendet, senkt[17].

Der Transmitter Dopamin hat nach einer Hypothese von John Hoebel, der nachwies, dass Zucker süchtig macht, vor allem die Aufgabe, dafür zu sorgen, dass man sich zur Nahrung auch hinbewegt und nach ihr greift. Ohne genügend Dopamin hätte man vielleicht Hunger oder Appetit, aber nicht die Motivation, den Apfel auch zu pflücken.

Nun ist ein zu hoher Dopamin-/Noradrenalinspiegel normalerweise mit einem Gefühl der Angst und Agitiertheit verbunden. Und darin liegt einer der Gründe, warum bei einem zu hohen Noradrenalin-/Dopaminspiegel vermehrt Zucker konsumiert wird.

Da Kohlenhydrate zum Serotoninaufbau beitragen und so indirekt den Dopamin-/Noradrenalinspiegel senken beziehungsweise die Wirkung hemmen, kann es durchaus ein Motiv sein, schnell viele Kohlenhydrate zu essen, um eine überschießende Noradrenalinreaktion auszubremsen. In der Tat nehme ich an, dass dies eine der Hauptursachen für den verstärkten Konsum von Kohlenhydraten während bulimischer Attacken ist.

Menschen mit zu hohem Dopamin/Noradrenalinspiegel nehmen Zucker und Alkohol zu sich, um die Angst, die durch Dopamin ausgelöst wurde, per Selbstmedikation zu beheben, indem sie den beruhigenden Transmitter Serotonin steigern. Das Problem ist, dass das Dopamin dadurch nicht wirklich abgebaut wird, sondern schlicht wartet, bis das nächste aktivierende, erregende Ereignis kommt, das Aufregung, Angst und Stress aktiviert – und dass der durch Zucker herbeigeführte Belohnungseffekt das Problem potenziert[18].

Wodurch entsteht also ein Heißhungeranfall? Was löst eine bulimische Attacke aus? Ein Heißhungeranfall entsteht immer dann, wenn durch irgendein Ereignis der Serotoninspiegel unter einen bestimmten Wert fällt, Noradrenalin überschießt und in der Folge dadurch auch Dopamin – und jegliche Bremswirkung wegfällt. Dann kommt es zu jenem rasenden und unkontrollierbaren Gefühl von Geschwindigkeit, Dissoziation und Kontrollverlust, das den Essanfall begleitet. Da es etwa 30 Minuten nach Beginn einer Mahlzeit dauert, bis genügend Serotonin aufgebaut wird, reicht die hemmende Wirkung des Serotonins, das dann nachproduziert wird, nicht aus, um den Essanfall rechtzeitig zu beenden.

Anatomie einer Heißhungerattacke – ein Modell

Unsere Linda, die wir schon aus dem ersten Kapitel kennen, hat gerade mit ihrer Mutter telefoniert. Linda stürmt nach dem Telefonat in die Kaufhalle, kauft Kekse und erbricht diese.

Ich sitze Linda gegenüber, und wir versuchen herauszufinden, was geschehen ist. Linda, nach so und so vielen Jahren der Bulimie, ist nicht einmal besonders erschüttert, eher resigniert. Ich frage sie, was kurz vor dem Sturm auf die Kaufhalle geschah, was im Telefonat mit ihrer Mutter beredet wurde.

Die Geschichte, die dann herauskommt, klingt banal, und Linda erzählt sie so, als wäre sie banal – aber das ist nicht der Fall.

Lindas Mutter hat jetzt, mit fünfzig, begonnen, endlich Sport zu treiben, und wollte Lob von Linda, weil sie durch diesen Sport Gewicht verliert. Lindas Mutter hat damals schon, bevor Lindas Essstörung begann, jedem beim Mittagessen die Kartoffeln auf dem Teller gezählt. Wer kann sich besser kontrollieren, Linda oder ihre Mutter? Selbstverständlich hat Linda damals schon verloren. Nicht dass Lindas Mutter dick wäre – mit Anfang fünfzig ist sie wohlproportioniert –, aber sie achtet streng auf ihre Figur. Lindas Mutter liebt Rezeptbücher, wenn sie nicht gerade Prozessakten für ihren Beruf als Staatsanwältin liest.

Lindas Mutter ist erfolgreich, und wenn Linda Geld braucht, war das noch nie ein Problem. Sie überweist ständig irgendwelche Beträge, weil Linda ja noch Studentin ist. Linda hat eine Wohnung und ein Auto und ein Rennrad und teure Markenklamotten und natürlich ein Markenhandy. Linda fährt regelmäßig in Urlaub. Lindas Mutter sorgt für Linda, das ist keine Frage.

Linda versucht sich mühevoll zu behaupten. Sie hat einen anspruchsvollen Job nebenher. Ihre Noten sind ganz ausgezeichnet. Lindas Mutter schickt noch mehr Geld, denn schließlich ist Linda die „Kleine".

Linda atmet schwer, während sie all dies erzählt.

Aber als Lindas Opa starb, da musste Linda auf ihre Mutter Rücksicht nehmen, weil die Mutter zusammenbrach. Damals war Linda erst fünf, aber trotzdem hat sie verstanden, dass die Mutter jetzt erst mal wichtiger war als sie selbst. Während die ganz kleine Linda jemanden gebraucht hätte zum Ausweinen, als der auch von ihr sehr geliebte Opa plötzlich tot war, hat sie stattdessen ihre weinende Mutter in den Armen gehalten. Später musste Linda ihre Mutter ermutigen, wenn berufliche Schwierigkeiten anstanden. Linda musste trösten, wenn das Auto kaputt ging, und Linda war immer für ihre Mutter da.

Während Lindas Pubertät war ihre Mutter immer besser darin, am Abendbrottisch Kalorien zu zählen, besser als Linda und besser als Lindas Vater. Jetzt gerade hat Lindas Mutter Lob gebraucht, weil sie nun endlich Sport treibt. Sie treibt mehr Sport als Linda. Sie kann auch besser Kartoffeln zählen. Sie konnte auch jeglichen Protest hemmen, rechtzeitig bevor er ausbrach.

Lindas Gehirn erinnert sich während des Telefonates augenblicklich an die Kartoffeln. Ein Teil von ihr ahnt den Betrug, den man ihr angetan hat, ein anderer Teil weiß, was passieren wird, wenn sie die Mutter jetzt nicht lobt: Lindas Gehirn entscheidet, dass die Situation stressig ist.

Psychischer ebenso wie physischer Stress ruft zwei unterschiedliche physiologische Antworten in unserem Nervensystem und Körper hervor. Es gibt zwei sogenannte „Stressachsen" im menschlichen Körper, zwei Reaktionsketten, die bei der Bewältigung von Stress unterschiedliche Aufgaben haben, letztlich aber zusammenarbeiten. Beide Stressachsen waren ursprünglich dafür gemacht, von außen kommende Stressoren wie wilde Tiere, Kampf, Flucht etc. zu bewältigen und dafür auch die notwendige Energie bereit zu stellen. Nun ist der Mensch vermutlich das einzige Wesen auf der Erde, das Stress schon durch Vorstellungen und Erinnerungen erzeugen kann. Unglücklicherweise reagiert der menschliche Körper auf jeden Stress, sowohl psychischen als auch physischen, genau gleich, nämlich mit den vor Millionen von Jahren entwickelten Stressachsen.

Die erste sogenannte Stressbewältigungsachse hat vor allem die Aufgabe, das sympathische Nervensystem zu aktivieren. Diese Achse wird aktiviert, wenn das Gehirn eine belastende Situation erkennt.

Amygdala und Hypothalamus, also subcorticale Zentren (Gehirnteile, die unter der Großhirnrinde liegen), werden noch vor dem Cortex (der Großhirnrinde) informiert – das heißt nichts anderes, als dass das Unbewusste *vor* dem Bewussten von einem stressigen Ereignis erfährt. Linda wird der Stress nicht unbedingt bewusst – bewusst wird ihr nur die Aufregung, die Aktivierung.

Die Amygdala bewertet die Situation. Sie informiert in einer Art Eilmeldung den Hypotalamus und andere vegetative Zentren, vor allem den Locus coeruleus, den „blauen Kern" im Mittelhirn, der für die Ausschüttung von Noradrenalin zuständig ist. Noradrenalin wirkt auf den Cortex, Amygdala, Hippocampus und Hypothalamus ein und erhöht die Aufmerksamkeit und Verhaltensbereitschaft[19].

Über den Hypothalamus, ein Gehirnteil des limbischen Systems, wird der Sympathikus aktiviert. Es kommt im Nebennierenmark zur Ausschüttung von Noradrenalin und Adrenalin. Lindas Pupillen vergrößern sich, sie sieht mehr, und die Bronchien in der Lunge werden weiter: mehr Luft für Kampf oder Flucht. Ihre Muskulatur spannt sich an. Die Gedanken werden schneller, die Aufmerksamkeit wacher, Informationen schneller verarbeitet, ihre Aufmerksamkeit ist fokussiert. Die Verhaltensbereitschaft ist erhöht, sie möchte etwas tun.

Das Telefonat dauert an, und ihr Gehirn registriert: Der Stress dauert offenkundig länger. Wenige Minuten nach dem Beginn des Telefonats veranlasst der Hypothalamus, die Aktivierung einer zweiten Stressbewältigungsachse, die Hypothalamus-Hypophysen-Nebennierenachse. Diese Achse soll den Körper für den vom limbischen System erwarteten Kampf oder die erwartete Flucht bereitmachen. Die sogenannte HHN-Achse hat daher vor allem den Job, genügend Energie bereitzustellen. Energie bedeutet im menschlichen Körper, dass Muskel-, Nerven- und Gehirnzellen genügend Glucose bekommen. Das heißt nichts anderes als: Ein Kampf oder eine Flucht kann nur dann stattfinden, wenn der Blutzuckerspiegel erhöht ist.

Der Hypothalamus schüttet ein Hormon namens CRH (Corticotropin Releasing Hormon) aus, CRH wandert zur Hypophyse und veranlasst dort die Ausschüttung von ACTH (Adrenocorticotropes Hormon), und ACTH gelangt in den Blutstrom, erreicht die Nebennieren und meldet an die Nebennierenrinde, sie möge Cortisol produzieren und ausschütten.

Die HHN- (oder englisch: HHA-) Achse ist eine Art biologischer Verstärkermechanismus: Spuren des hypothalamischen Neurohormons

CRF bewirken die Freisetzung von sehr viel größeren Mengen ACTH aus der Hypophyse, und die Blutwerte von Cortisol sind wiederum um Größenordnungen höher als diejenigen von ACTH.

Cortisol arbeitet zusammen mit dem ebenfalls ausgeschütteten Adrenalin, es treibt den Blutzuckerspiegel hoch, stellt Fettsäuren bereit, meldet der Leber, sie möge Glykogen in Glucose umwandeln, meldet den Muskeln, sie sollen Eiweiß in Glucose umwandeln. All das steigert den Blutzuckerspiegel sehr stark und stellt normalerweise die Energie für Kampf oder Flucht zur Verfügung.

Auch der Insulinspiegel steigt bei Stress sehr schnell an. Die Zellen brauchen Energie, und Insulin ist unter anderem dafür da, die Aufnahme von Energie in die Zellen zu beschleunigen. Insulin öffnet die Zellmembranen dafür, mehr Glucose aufzunehmen.

Cortisol und Insulin sind Antagonisten. Cortisol erhöht den Blutzuckerspiegel und bremst die Wirkung von Insulin auf die Zellen etwas – so entsteht eine gesunde Balance. Die Zellen werden versorgt, aber der Blutzuckerspiegel bleibt trotzdem stabil, was für längere Aktionen wichtig ist.

Normalerweise würde jetzt viel Cortisol ausgeschüttet – wenn die Nebennierenrinde fähig wäre, dies zu tun.

Aber Lindas Nebennierenrinde ist irgendwie, sagen wir: müde. Sie reagiert kaum noch auf das von der Hypophyse ausgeschüttete ACTH. Sie pumpt nur sehr wenig Cortisol in Lindas Körper, und der Blutzuckerspiegel sinkt durch den Insulinausstoß noch stärker ab. Jetzt, wo sie Energie bräuchte, um zu reagieren, müsste der Blutzuckerspiegel steigen – aber er steigt nur sehr wenig. Ihre Zellen sind unterversorgt.

Sie ist einerseits aktiviert durch die Aktivierung des Sympathikus – und andererseits wie gelähmt. Lebte sie in der Altsteinzeit, müsste sie töten, ohne zu überlegen, sonst könnte es zu spät sein für sie und für ihr Junges. Oder sie müsste rennen. Sie müsste Energie bereitstellen und dann die bereitgestellte Energie auch verbrauchen. Sie würde eine Ermüdung ihrer Nebennierenrinde nicht lange überleben.

Linda sitzt im Auto und telefoniert auf dem Handy. Linda telefoniert mit einer Staatsanwältin. Lindas Mutter treibt jetzt endlich Sport. Die Kleine soll sie loben. Linda ist ein besonders sensibles, einfühlsames Kind und möchte vor allem für andere Menschen da sein. Sie hat ihr Leben so gelebt, dass sie sich weniger um ihre eigenen Bedürfnisse kümmerte als immer um die der anderen. Es entspräche nicht ihrem Wertesystem, ihrer offenkundig bedürftigen Mutter Unterstützung zu entziehen, wo diese sie doch so dringend braucht. Und dennoch, aggressive Impulse sind vorhanden, etwas, das sie als ihren eigenen Fehler empfindet.

Innerlich tut sie alles, um den Stress zu modulieren und diese angeblich falschen aggressiven Impulse zu hemmen – und verbraucht dabei sehr viel von dem ohnehin zu gering vorhandenen Serotonin. Serotonin vermittelt ein Verhaltensinhibitionssystem des Gehirns, das dabei hilft, durch Notfälle oder frühere Bedrohung motiviertes Verhalten zu unterdrücken[20].

Sollte Linda irgendwann einmal gelernt haben, herumzubrüllen, würde diese Fähigkeit durch Serotonin erfolgreich unterdrückt werden. Jetzt allerdings wird Serotonin schnell und in großen Mengen verbraucht, schneller als nachproduziert werden kann.

Die aggressiven Impulse werden erfolgreich gehemmt, Linda spendet Lob. Sie glaubt, sie habe das Richtige getan. In Wahrheit wurde sie in einem Machtkampf unterworfen. Sie selbst weiß es nicht, aber ihr Unbewusstes weiß es. Der Serotoninspiegel ist jetzt sehr tief. Ihr Selbstwertgefühl ist im Keller.

Das Telefonat ist vorbei. Die Stresssituation ist vorbei. In Linda kriecht ein Gefühl hoch, aber sie registriert es nicht. Es ist so etwas wie Leere, Einsamkeit, Depression, Verzweiflung. In ihrem Gehirn wird die Ausschüttung von Cortisol durch den Hypothalamus gestoppt. Mit dem Noradrenalin wurde auch das Neuropeptid Y (NPY) ausgeschüttet, das Hungerhormon, das Appetit steigerndste Hormon überhaupt, ursprünglich gedacht, um während des Stresses beruhigend zu wirken und um nach Beendigung der Jagd oder des Kampfes den Menschen zu motivieren, die verbrauchten Reserven wieder aufzufüllen.

Der Stress und der Hunger
Zitiert nach Elizabeth Somer, Zeichnung wurde verändert

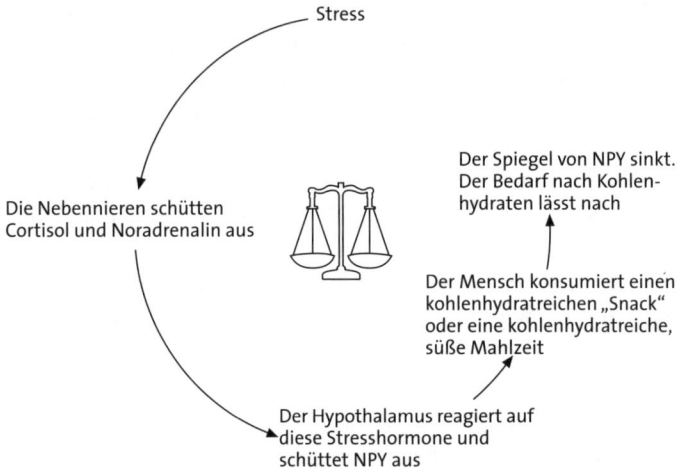

Insulin regelt den überhöhten Blutzuckerspiegel noch mehr herunter – zu weit herunter. Linda gerät in einen massiven Unterzucker. Das macht sie nervös und aggressiv. Sie fühlt sich unkonzentriert und verschwommen. Serotonin, der hemmende Transmitter, und Noradrenalin, der aktivierende Transmitter, geraten in ein völliges Missverhältnis zueinander. Zuviel Noradrenalin, ausgeschüttet durch ein Zuviel an Stress, kann zur Destabilisierung der gesamten Psyche beitragen. Es entsteht ein Gefühl rasender, unkontrollierbarer Geschwindigkeit. Lindas Gedanken überschlagen sich, sie dissoziiert sich, um das Ausmaß des Stresses zu ertragen, sie beginnt neben sich zu stehen, so als hätte sie keinerlei Einfluss mehr auf das, was sie tut.

Der Blutzucker- und der Insulinspiegel im Körper ist jetzt viel zu niedrig, und im Gehirn fehlt Serotonin. Beides begünstigt Heißhungerattacken, besonders auf Süßes. Der hohe Noradrenalinspiegel im

Hypothalamus erhöht den Dopaminspiegel und senkt Acetylholin, beides im Nucleus accumbens. Dopamin erleichtert die annähernde Bewegung hin zum Essen, der Mangel an Acetylcholin sorgt dafür, das jegliche Bremswirkung auf das Verhalten wegfällt. Hinzu kommt NPY. NPY macht vor allem Hunger auf Kohlenhydrate.

Im Hypothalamus entsteht Hunger, jener ihr wohlbekannte, rasende, unkontrollierbare Heißhunger. Lindas Cortex reagiert in Absprache mit dem Hippocampus, und sie erinnert sich, wo Nahrung zu finden war. Der Hypothalamus gibt grünes Licht: Nahrungsaufnahme, jetzt, sofort, viel davon.

Linda rennt in die nächste Kaufhalle, und noch an der Kassenschlange beginnt sie Kekse zu essen, reißt die Packung auf und nimmt den ersten Keks. Der Zucker zergeht auf der Zunge.

Die Geschmacksnerven melden „wünschenswertes Ereignis – benötigte Energie kommt" an ihr Gehirn. Das veranlasst die Ausschüttung von Beta-Endorphin und Dopamin. Beta-Endorphin wirkt beruhigend, euphorisierend, belohnend. Linda beginnt sich zu entspannen. Beta-Endorphin belohnt den Geschmack von Zucker und Fett. Nach der Ausschüttung von Beta-Endorphin kann man süchtig werden.

Der Zucker in den Keksen steigert den zu tief abgesackten Blutzuckerspiegel sehr schnell, er mobilisiert auch genügend neues Insulin in Lindas Bauchspeicheldrüse, um Tryptophan, den Grundstoff für Serotonin, in ihr Gehirn zu transportieren. Die Serotoninproduktion in den Raphé-Kernen, Kerne, die im Hirnstamm lokalisiert sind, beginnt. Die serotonergen Axone, ausgehend vom Hirnstamm, verzweigen sich bis in den Cortex, wo sie auf die Gedanken modulierend und beruhigend wirken. Linda entspannt sich, Linda kommt zu Bewusstsein. Ihre rasenden Gedanken werden etwas langsamer. Ihr wird klar, dass es „zuviel" ist, wie sie sagt. Es ist diesmal nur eine Packung Kekse, aber meistens ist es tatsächlich sehr viel. Mit dem tiefen Serotoninspiegel ist ihr Selbstwertgefühl abgesenkt worden. Sie erträgt den Gedanken an ein Kilo mehr auf ihren Hüften nicht, sie hätte wieder einmal verloren, denn schließlich kann ihre Mutter besser Kartoffeln zählen als sie.

Sie erbricht. „Schmerz", meldet ihre Speiseröhre. Der Hirnstamm reagiert und schüttet erneut Serotonin aus, um den Schmerz zu dämpfen. Es schüttet auch Endorphine aus, den natürlichen Schmerzkiller.

Endlich, 30 Minuten später, reicht die Menge des nachproduzierten Serotonins. Die hemmende Wirkung von Serotonin auf die anderen Systeme setzt wieder ein. Die Überaktivität des noradrenergen Systems ist unter Kontrolle gebracht, der Druck lässt nach. Beta-Endorphin hat dafür gesorgt, dass Linda sich wieder wohl fühlt, beruhigt und entspannt. Dieses Beta-Endorphin wirkt auf den Hypothalamus ein und macht ihn gieriger nach dem Geschmack von Zucker und Fett. Die intensive Ausschüttung von Beta-Endorphinen beginnt, sie esssüchtig zu machen – süchtig nach dem Geschmack, der ihr so schnell helfen konnte, sich wohlzufühlen.

Gelernte Flucht bestimmte der Verhaltensforscher Burrhus F. Skinner – und mit ihm die Verhaltenstherapeuten – als Evidenz für negative Verstärkung. Negative Verstärkung (keine Belohnung, sondern die erfolgreiche Vermeidung von Bestrafung oder Schaden) führt zur Dopaminausschüttung – ebenso wie Sex, Essen oder Selbst-Stimulation. Daher erleichtert Dopamin offenkundig die Wiederholung eines Verhaltens, das half, einen Schaden zu vermeiden, genau wie es auch dafür sorgt, dass ein geglücktes, positives Verhalten wiederholt wird.

Der Transmitter Dopamin sorgt also dafür, dass erfolgreiches Verhalten besonders gut gelernt wird. Alle Lösungen, die eine Stressreaktion stoppen, also eine durch Stress induzierte zu hohe Noradrenalinwirkung im Gehirn vermindern, werden vom Gehirn als „wünschenswert" abgespeichert. Das heißt, wenn man ein Verhalten gelernt hat, das ein Zuviel an Noradrenalin vermindert, denkt das Gehirn, dieses Verhalten sei eine nützliche und feine Angelegenheit.

Und in einem gewissen Sinne ist Bulimie ein erfolgreiches Verhalten, weil eine akute Stresssituation, verbunden mit der Gefahr einer Destabilisierung der gesamten Psyche, gestoppt wurde.

Für Linda ist Bulimie eine „Lösung", die funktioniert, wenn auch um einen hohen Preis: Sie kann in die Uni gehen, sie kann jenes friedfertige und angepasste soziale Verhalten zeigen, das ihr so wichtig ist, weil durch genügend Serotonin Impulskontrolle möglich wird. Das lässt sie reif und erwachsen erscheinen und führt zur Anerkennung von Professoren und Kommilitonen.

Essstörungen

Damit ein Mensch eine Essstörung entwickeln kann, muss er eine chemische Grundkonfiguration mitbringen, bei der Serotonin/Dopamin und Noradrenalin aus der Balance geraten sind. Da diese Transmitter sehr viele verschiedene Verhaltensweisen beeinflussen und nicht nur das Essen, führt eine entsprechende chemische Grundkonfiguration zu den für sogenannte „essgestörte" Frauen und Männern typischen Verhaltensweisen und entsprechenden Schwierigkeiten.

Allen drei Formen von Essstörungen, also Magersucht, Bulimie und Übergewicht gemeinsam ist der niedrige Serotoninspiegel[21]. Man kann den Serotoninspiegel durch Zucker und Weißmehl steigern, durch Übergewicht (es ist tatsächlich das Körperfett, das den Serotoninspiegel mit hoch hält – ein Mehr an Körperfett lässt auch den Serotoninspiegel steigen)[22] und durch Fasten. Diesen drei Methoden entsprechen die drei Essstörungen – das heißt, Anorexie, Bulimie wie auch Übergewicht sind einfach verschiedene Wege zum selben Ziel: die Stabilisierung eines Serotoninspiegels, der durch irgendwelche unangenehmen Erlebnisse und/oder falsche Ernährung langfristig zu tief geworden ist.

Welche der drei Methoden nun gewählt wird, hängt auch vom Noradrenalin- und Dopaminspiegel ab.

Viele Frauen leiden unter ihrer Essstörung vor allem am frühen Nachmittag. Bei jedem Menschen sinkt nachmittags der Serotoninspiegel – denn wenn das Tageslicht nachlässt, so haben Judith und Richard Wurtman gezeigt, sinkt der Serotoninspiegel ebenfalls[23]. Wenn die chemische Grundkonfiguration genügend stark aus der Balance geraten ist, kann genau dieses nachlassende Licht der endgültige

Auslöser für eine Attacke sein. Daher haben viele Frauen im Urlaub im Süden „frei": Sie sind den ganzen Tag an der Sonne und haben mehr Licht als zu Hause.

„Ich bin doch wohl", sagt Mareike, „etwas mehr als bloß Gehirnchemie?"
„Das bist du", sage ich.

Es mag uns kränkend erscheinen, dass die Gefühlswelt, unsere Kognition und das Verhalten, das wir subjektiv als so persönlich erleben, von einigen chemischen Signalen im Gehirn abhängig ist – aber so ist es. Das vermindert weder die Schönheit eines Gefühls noch die Brillanz des Gedankens, und es vermindert auch nicht die subtile Einzigartigkeit, mit der Emotionen mit Werten, Ideen, Gedanken, anderen Menschen, anderen Objekten, Tieren etc. verknüpft werden können. Es vermindert nicht die Idee der Transzendenz und es vermindert nicht den Glauben an Gott, welcher immer es auch sein mag. Es ist kein krasser Materialismus, es reduziert die Größe der Seele nicht auf die Formeln der Chemie, sondern es besagt einfach, dass das menschliche Gehirn auf eine einzigartige Weise die es umgebende Welt rekonstruiert und sich bei der Bewertung und Einschätzung dieser Welt chemischer Mittel bedient. Und es besagt, dass das Gehirn ohne diese chemischen Mittel nicht funktionieren kann und dass daher die Rekonstruktion der Welt unter Umständen nicht mehr zu Ergebnissen führt, die dem Überleben des Organismus dienlich sind, wenn diese chemischen Mittel aus irgendwelchen Gründen nicht mehr ausreichend zur Verfügung stehen.

Zusammen mit einem weiteren Transmitter GABA und dem schon genannten Transmitter Acetylcholin bilden Serotonin, Noradrenalin und Dopamin die Grundlage für das, was man Persönlichkeit nennt. Die chemische Grundkonfiguration eines Menschen ist teilweise wohl angeboren, wird aber in den wichtigsten emotionalen Beziehungen, also vor allem in den Beziehungen zu Eltern und Geschwistern, geformt.

5. Kapitel: Neurotransmitter und Beziehungen

Die Unendlichkeit

„Und was ", fragt Mareike, „was ist mit dem freien Willen?"

Was ist mit dem freien Willen? Der freie Wille ist ein trügerischer Genosse. Er malt Bilder an die Wand, schöne, bunte, farbige Bilder von dem, was alles möglich sein sollte. Er malt und zeichnet, er suggeriert. Der freie Wille erzählt die Geschichte vom Meer, auf dem man ohne Schiff leben könne. Warum, fragt Mareike, brauche ich ein Schiff? Die anderen können es doch auch!

Bei näherem Hinsehen erweist sich in aller Regel, dass die anderen es in der Art, wie Mareike es von sich selbst fordert, auch nicht können. Niemand übersteht unbeschadet eine 70-Stunden-Arbeitswoche, bei der er nebenbei noch künstlerisch tätig sein, sich perfekt ernähren und ein Studium abschließen will.

Aber Ideen wie diese, dass es keine beschränkende Realität des physischen Körpers gibt, wenn der Geist sich etwas wünscht, sind Ausdruck einer bestimmten chemischen Grundkonfiguration.

Die chemische Konfiguration des Gehirns ändert sich in Bruchteilen von Sekunden, je nach den Aktivitäten, der Ernährung, den Gedanken, den Gefühlen – all das provoziert eine Veränderung in der korrespondierenden Gehirnchemie. Alles, was man fühlt und denkt, beeinflusst die Gehirnchemie, weil für jeden Gedanken und jedes Gefühl Transmitter gebraucht und daher auch verbraucht werden.

Aber auch wenn sich die Gehirnchemie von Moment zu Moment ändert: Jeder Mensch bringt so etwas wie eine „Baseline" mit – so nennt es der Amerikaner Dr. Joel Robertson – und tendiert dazu, sich so zu verhalten, dass diese Baseline möglichst konstant bleibt[1].

Da alle Glaubenssätze, alle Gefühle und alle Gedanken auf die Gehirnchemie einwirken, pflegen Menschen vor allem das zu denken und zu fühlen, was ihre Gehirnchemie konstant hält. Sie suchen auch unbewusst genau die Verhaltensweisen, die einen eventuell abgesunkenen Spiegel eines oder mehrerer Transmitter „nach oben" korrigieren. Der Zusammenhang zwischen einem abgesunkenen Serotoninspiegel und dem Impuls, Kohlenhydrate zu konsumieren, wurde schon genannt. Das gleiche gilt jedoch auch für Menschen, die immer sehr stark unter Stress gelitten haben. Sie suchen unbewusst Aktivitäten, Glaubenssätze oder Beziehungen, die stressig sind, denn das provoziert die unbewusst gewünschte Noradrenalinausschüttung und hebt so den Spiegel von Noradrenalin[2].

Das Gehirn empfindet seine chemische Konfiguration nach einer gewissen Zeit als „normal", es ist die Grundlage der Persönlichkeit. Es beginnt auch solche Konfigurationen für normal zu halten, die eigentlich pathologisch sind, und verteidigt eine einmal etablierte Normalität gegen eine mögliche Änderung selbst dann, wenn die Ergebnisse dieser Normalität destruktiv sind[3].

Offenkundig ist dem Gehirn eine gewisse Stabilität wichtiger als eine allzu rasche Fähigkeit zur Anpassung.

Die chemische Konfiguration des Gehirns, die so massive Auswirkungen auf das Essverhalten hat, entsteht durch viele Erlebnisse, vor allem aber in den primären sozialen Beziehungen.

Der Spiegel des Transmitters Serotonin wird durch Beziehungserfahrungen im Bereich Fürsorge/Bindung und Status/Dominanz/Unterwerfung wesentlich mitbestimmt. Der Spiegel von Noradrenalin wird durch Erlebnisse wie Stress, Angst, Ärger moduliert, der Spiegel von Dopamin auch durch Intimität/Verschmelzung.

Serotonin

Serotonin und Bindungen
Anna weiß, wann sie erbrechen wird, und kauft daher rechtzeitig dafür ein. Sie wird nachmittags erbrechen, wenn die Wohnung leer ist; sie wird erbrechen, wenn der Freund nicht da ist; sie wird immer dann erbrechen, wenn sie Einsamkeit nicht bewältigen kann.

Einer der Gründe, warum Menschen Bindungen eingehen, und seien es auch destruktive, ist, dass wenig Bindung und Geborgenheit das serotonerge System immer noch besser stabilisieren können als gar keine Bindungen. Isolation ist unter Menschen und anderen Primaten ein so unangenehmer Zustand, dass er fast um jeden Preis vermieden wird.

Allgemein, so der Neurologe Gerhard Roth, führt bei Primaten soziale Isolation zu einer Erniedrigung des Serotoninspiegels[4].

Bindungen bedeuten einen hohen Serotoninspiegel – Fürsorge hebt ihn.

Je niedriger der Serotonin- und der Beta-Endorphinspiegel, desto weniger erträgt man Einsamkeit. Bei allen Primaten sinkt der Serotoninspiegel, wenn sie einsam sind, und je nach Ausgangslage sinkt er zu stark ab, als dass noch eine Kontrolle der Heißhungerattacke möglich wäre[5].

Die Entwicklung der Gehirnchemie wird wesentlich geformt durch die Beziehungserfahrungen der ersten zwei Lebensjahre. In den ersten Lebensjahren entscheidet sich anhand der Bindung zwischen Mutter und Kind, wie das kindliche Gehirn später geformt sein wird[6]. Je fürsorglicher und pflegender die Beziehung ist, desto höher ist der Serotoninspiegel. Frühkindliche Isolation führt zu einem niedrigen Serotoninspiegel und dies zu einem ständigen Gefühl der Bedrohtheit – was wiederum zu aggressivem oder auch depressivem Verhalten führen kann.

Aber nicht nur die ersten Lebensjahre sind entscheidend. Die Gehirnchemie kann sich entsprechend bestimmter Lern- und Beziehungserfahrungen auch später noch verändern[7].

Bei neugeborenen Babys hat die Natur noch nachgeholfen. Die natürliche Muttermilch enthält sehr viel Tryptophan, die Vorläufersubstanz, aus der Serotonin aufgebaut wird. Wenn Mütter ihre Kinder lange genug stillen, empfinden diese erstens den Hautkontakt beim Stillen und erhalten zweitens die richtigen Ausgangsstoffe, um genügend Serotonin zu bilden. Wenn Kinder nicht gestillt werden, haben sie zu wenig direkten Hautkontakt und erhalten zudem häufig Babynahrung, die im Gegensatz zur natürlichen Muttermilch wenig oder sogar gar kein Tryptophan enthält und die dem Kind daher auch nicht die Möglichkeit gibt, genügend Serotonin aufzubauen. Außerdem fehlt ihnen der Stress mindernde Hautkontakt – auch das hat Einfluss auf die Gehirnentwicklung.

Der Serotoninspiegel ist teilweise genetisch bedingt. Manche Affen-, genau wie Menschenkinder, werden mit einem höheren Serotoninspiegel geboren als andere. In Versuchen hat sich jedoch folgendes gezeigt: Affenkinder, die ihrer Konstitution nach eher „angstbesetzt" aufgewachsen wären und gleich nach ihrer Geburt zu sehr fürsorglichen Müttern gegeben wurden, konnten einen genetisch bedingten niedrigen Serotoninspiegel wieder völlig ausgleichen. Sie hatten einen hohen Serotoninspiegel und verhielten sich so wie Äffchen, die mit einem hohen Serotoninspiegel geboren wurden[8]. Viele erreichten in ihrer Herde Führungspositionen.

Bindungen werden unter anderem durch körperliche Berührungen hergestellt. Die Natur hat dafür gesorgt, dass sich durch Erfahrungen wie Fürsorge und Schutz der Serotoninspiegel hebt und Fürsorge und Schutz natürlicherweise als lustvoll und angenehm erlebt werden. 2500 Hautsinneszellen pro Quadratzentimeter Haut leiten taktile Reize über das Rückenmark ins Gehirn. In der Tastrinde des Großhirns nimmt der Mensch die Berührung war. Dass sie lustvoll oder angenehm sind, dafür sorgt das limbische System. Es schüttet in Reaktion auf Berührungen bestimmte Botenstoffe aus, das Hormon Oxytocin, das Bindungshormon, so dass der Serotoninspiegel steigt und der Cortisolspiegel sinkt. Berührungen lindern Schmerzen und beschleunigen Heilungsprozesse. Berührungen reduzieren Ängste, bauen Stress ab, lösen Verspannungen, steigern die Lernfähigkeit und stärken das Immunsystem, wie neuere Studien belegen[9].

Später im Leben, wenn Menschen nicht mehr soviel körperlich berührt werden wie in ihrer Kindheit, nehmen Symbole die Rolle von Berührungen ein – sprachliche Handlungen wie Lob und Anerkennung, Komplimente, materielle Besitztümer wie ein teures Auto, Schmuck, ein eigenes Haus, beruflicher Erfolg.

Der Psychoanalytiker, Kinderarzt und Bindungsforscher John Bowlby, der mit seinen Beiträgen zur Bindungstheorie bis heute als weltweit führend gilt, hat in verschiedenen Aufsätzen immer wieder auf den Zusammenhang zwischen Selbstvertrauen und einer sicheren emotionalen Basis hingewiesen. Er kritisierte die Psychoanalyse wegen ihrer Bezeichnung von Bindungsbedürfnissen als „abhängig" oder „regressiv" und stellte fest, dass das ganze Leben eines Menschen hindurch das Bedürfnis besteht, einen anderen Menschen zu haben, der eine sichere emotionale Basis bietet, um mit genügend Selbstvertrauen ausgestattet in die Welt hineingehen zu können. Wie Bowlby feststellt: „... aus Gründen, die in den Werten unserer westlichen Kultur liegen, besteht oft die Tendenz, das Bedürfnis von Erwachsenen nach einer sicheren Basis zu übersehen oder sogar zu verunglimpfen."[10]

„So betrachtet", schreibt Bowlby, „besteht ein gesundes Funktionieren der Persönlichkeit in jedem Alter erstens in der Fähigkeit eines Individuums, geeignete Bezugspersonen, die willens und in der Lage sind, ihm als sichere Basis zu dienen, zu erkennen und zweitens in seiner Fähigkeit, eine wechselseitig lohnende Beziehung zu ihnen herzustellen. Umgekehrt sind viele Formen eines gestörten Funktionierens der Persönlichkeit Ausdruck der beeinträchtigten Fähigkeit eines Individuums, geeignete und willige Bezugspersonen zu erkennen, und/oder einer beeinträchtigten Fähigkeit, zu diesen eine lohnende Beziehung herzustellen."[11]

In sehr vielen – aber nicht in allen – Beziehungen, in denen die Tochter später bulimisch reagiert, möchte die Mutter auf der verdeckten, psychologischen Beziehungsebene gar nicht die Mutter sein, sondern die Kinderrolle einnehmen: Sie möchte nicht binden, sie kann vielleicht gar nicht binden, und daher möchte sie gebunden werden. Sie möchte für sich selbst eine sichere emotionale Basis geboten bekommen. Heimlich wünscht sie, dass man ihr eigenes emotionales Defizit mittels Fürsorge auffüllt und ihr so die Sicherheit verschafft, in der Welt zu bestehen.

Das oftmals sehr sensible Kind entdeckt sehr, sehr früh die emotionalen Bedürfnisse der Eltern und fängt an, diese selbst zu „beeltern".

Mareike – oder Linda oder Anna – gibt ihrer Mutter Ratschläge. Sie kümmert sich um sie. Sie lobt sie, wenn sie endlich Sport macht. Sie sorgt für die kleinen Geschwister, sie versteckt den Alkohol. Sie kauft ein, wäscht, putzt, organisiert den Umzug. Manche Mütter funktionieren auf der sozialen Ebene sehr gut, sie sind beruflich tüchtig und erfolgreich, sie möchten nur einfach abends gelobt, getröstet, geschützt werden. Manche Mütter funktionieren auch auf der sozialen Ebene nicht, sie trinken, sind völlig passiv und eskalieren ständig. Ausschlaggebend für den späteren Selbstwertschaden und die Höhe des Serotoninspiegels ist jedoch nach meiner Beobachtung gar nicht so sehr die offene, sondern vor allem die psychologische Ebene. Linda, deren Mutter Staatsanwältin ist, hatte es ebenso schwer wie Mareike, deren Mutter berufsunfähig ist.

In sehr vielen – aber nicht in allen – Fällen, in denen die Tochter später bulimisch reagiert, kann die Mutter nicht oder nicht ausreichend binden oder Fürsorge spenden. Mareike, Linda oder Anna stehen also vor der Wahl einer Notlösung oder des unerträglichen Zustands der Isolation.

Besser als überhaupt keine Bindung ist die Elternrolle. Geben ist zwar für ein Kind nicht seliger als nehmen, aber auch die Bindung durch die Elternrolle ist eine Bindung. Würde es den Schmerz darüber zulassen, dass es nicht wirklich umsorgt wird, würde es verstört, vielleicht krank, und es wäre in der Gefahr, die einzige mögliche Form des Kontaktes mit der Mutter zu verlieren.

Man kann zwar nicht sagen, dass ein tiefer Serotoninspiegel eine Depression „ist", aber er ist die biochemische Voraussetzung dafür. Man hat, wenn man unter einer Depression leidet, immer auch einen niedrigen Serotoninspiegel.

Als Abwehr gegen die tiefe Depression, nicht wirklich gesehen, gehört oder gefühlt worden zu sein, wird das Kind grandios.

„Wofür brauche ich ein Schiff?", fragt Mareike.

Es entwickelt das Ideal, ein vollkommen gutes, vollkommen perfektes Elternteil für seine Eltern zu sein und deren emotionale Bedürfnisse zu befriedigen, wo immer es kann. Es ist tief unglücklich, wenn es nicht verhindern kann, dass Eltern finanzielle Probleme haben oder sich von den eigenen Eltern nicht ablösen konnten. Es ist tief unglücklich, wenn es nichts gegen das Alkoholproblem der Mutter oder des Vaters tun kann, es beginnt, die zerbröselnde Ehe seiner Eltern zu retten. Es möchte seine Eltern „beeltern" – um jeden Preis. In Wahrheit möchte es seinen ohnehin schon sehr tiefen Serotoninspiegel vor dem weiteren Absinken durch noch mehr Isolation bewahren. Und dieser Wunsch kann das ganze Leben bestimmen.

Das Ideal und der Heißhunger
Zitiert nach Elizabeth Somer, Zeichnung wurde verändert

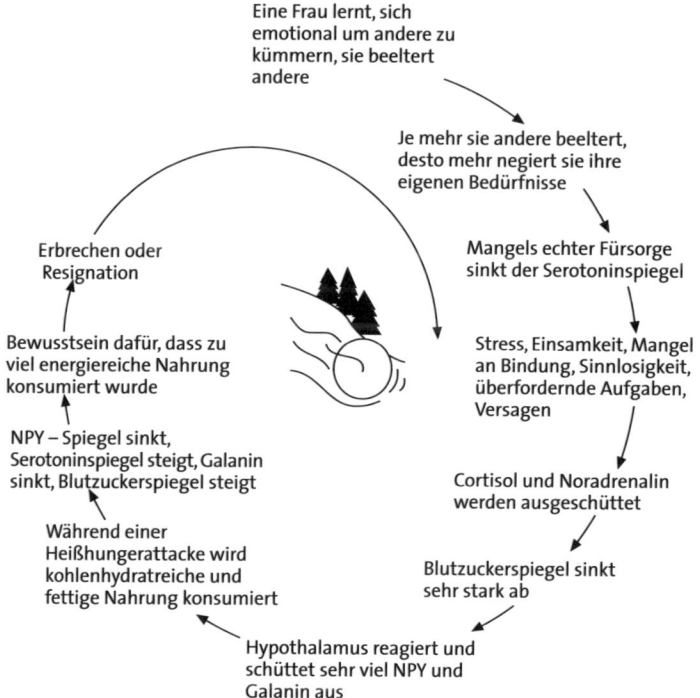

„Sie dürfen alles bearbeiten", sagt die 60-jährige Johanna zu mir, „außer der Beziehung zu meiner Mutter. Das habe ich schon dem letzten Therapeuten gesagt, und er hat sich danach gerichtet. Sie müssen das auch tun. Meine Mutter war in der Familie der Engel. Wir nennen sie alle das Engelchen. Ich tue *alles* für sie. Sie ist mein Liebstes und mein Einziges, mein Mann und mein Kind sind mir weniger wichtig. Es wird immer so bleiben."

Das 85-jährige Engelchen verfügte über sein „Kind" in einem solchen Ausmaß, dass dieses 60-jährige „Kind" nie etwas für sich selbst tun durfte, nie wirklich für sich (und sein eigenes Kind) Zeit hatte, die Urlaube mit der Mutter verbrachte, sie durch die Stadt kutschierte, zu Ärzten brachte und für sie kochte.

Johanna wurde nicht gesund.

Die Tochter entwickelt das Ideal, ohne Fürsorge für sich selbst leben zu können und nur der gebende Part in der Beziehung zu sein.

Mareike begann zu glauben, dass man mit 13 in der Lage sei, eine schwer depressive Mutter zu retten, einen neugeborenen Säugling zu versorgen, und sie begann auch zu glauben, sie wäre es, die ihrem passiven Vater die Sorgen abnehmen könne. Ihr Vater missbrauchte sie nicht sexuell, aber sie erhielt zahlreiche Signale, dass sie eigentlich eine ideale Ehefrau für ihn sein könnte. Als sie 13 war und Ehefrau und Mutter, ohne es wirklich zu sein, glaubte sie, man könne dennoch wie andere Jugendliche erwachsen werden, die Schule schaffen, Romane schreiben und gleichzeitig Designerin werden und dabei aussehen wie ein Fotomodell.

Sie aß irgendwie zu viele Süßigkeiten, zu viel Fett, sie wusste nur nicht, warum.

Als die Bulimie eskalierte, musste sie ausziehen. Ihr Vater hat ihr den Verrat lange nicht verziehen. Sie hätte ihm helfen können, wenn sie nicht ausgezogen wäre. Sie war doch eigentlich so stark, so gut, so perfekt.

Nicht wahr?

Das Ideal (und häufig die Forderungen der Familie) des gebenden Menschen, der sich immer an den Bedürfnissen anderer orientiert, führt bei entsprechend sensiblen Kindern dazu, dass sie mit den Jahren tatsächlich in ein entscheidendes emotionales Defizit geraten.

Sie haben gelernt, herauszufinden, was andere möchten, aber sie hatten nie Zeit zu definieren, wer sie selbst sind. Wenn sie in die Pubertät kommen, sind sie wegen dieses Defizits den anderen tatsächlich in gewisser Hinsicht unterlegen. Nicht in dem konkreten Sinne der Figur, an der sie das Problem festmachen, aber in dem immer deutlicher und immer gefährlicher werdenden emotionalen Defizit, für das „Figur" ein fassbarer Name ist.

Sie haben nichts entwickelt außer einem unrealistischen Ideal. Und hinter diesem Ideal lauert ständig die Überforderung, der Heißhunger, der Absturz. Hinter dem Ideal lauert ein viel zu tiefer Serotoninspiegel, die ständige Gefahr der Bindungslosigkeit. Frauen, die Bulimie praktizieren, können selten ertragen, allein zu sein.

Eine Beziehung, in der der Serotoninspiegel sehr tief absinkt, ist also eine Beziehung, in der ein Mensch zuviel emotionale Isolation erlebt. Das kann auf der Oberfläche ganz anders aussehen, es kann sogar so aussehen, als wäre das Kind dauernd in Beziehung und könne sich niemals wirklich trennen – und auf einer gewissen Ebene stimmt das auch. Relevant für die Entwicklung ist jedoch die verdeckte, die psychologische Ebene, und auf dieser bekommt eine später bulimische Frau viel zu wenig: zu wenig an Schutz, Unterstützung, Trost, Geborgenheit oder echter reifer Intimität.

Aus dem gleichen Grunde können sie sich nicht wirklich von ihrer Mutter lösen. Peggy Claude-Pierre, eine international anerkannte Autorität auf dem Gebiete der Essstörungen, hat darauf hingewiesen, dass es das emotionale Defizit ist, das verhindert, dass eine Frau sich von ihrer Familie löst und nicht die starke Gebundenheit[12]. Sie hat ihren Ansatz nicht gehirnchemisch begründet, aber was sie über das emotionale Defizit von anorektischen und bulimischen Frauen sagt, entspricht exakt der Beschreibung eines tiefen Serotoninspiegels.

Eine bulimische Frau kämpft in jeder Beziehung um die Rolle, die sie gelernt hat und die ihr ein Mindestmaß an Beziehung gesichert hat: die Rolle des gebenden Elternteils. Wenn es zu einer Beziehung mit einem Mann kommt, entdeckt sie über kurz oder lang, dass der andere die komplementäre Rolle eingenommen hat: die Kinderrolle. Sie stellt fest, dass er seine Berufsausbildung nicht schafft, drogensüchtig ist, Taxi fährt, anstatt zu studieren, abends nicht mit ausgeht, sondern zu Hause bleiben möchte, keine eigenen Interessen hat, die Wohnung nicht aufräumt, trinkt.

Sie bleibt im Defizit. Sie ist enttäuscht, sie weiß nur nicht, warum.

Sie bekommt eine Attacke.

Es ist nicht weiter verwunderlich, dass Frauen, die mit einem Defizit aufwachsen, praktisch alles tun, um dieses Defizit auf eine zwar unvollständige, aber gewohnte Weise später wieder auszugleichen. Der Außenwelt erscheint es dann so, als könne sich das Kind nicht von der Familie lösen. Tatsächlich ist es zu stark im Defizit, um etwas Neues auszuprobieren.

Status

Der Serotoninspiegel wird ebenfalls sehr stark vom Status eines Menschen beeinflusst – und beeinflusst diesen.

Status ist für das Überleben einer Art, die in Rudeln zusammenlebt, anscheinend unerlässlich. So ist es wohl auch bei Menschen unumgänglich, über Status zu sprechen – auch dann, wenn man sich aus demokratischen Gründen wünscht, es gäbe dieses Problem nicht.

Unter Menschen gibt es keine Kommunikation, die nicht auch eine Statuskomponente hätte. Kommunikationswissenschaftler unterscheiden seit den Arbeiten von Gregory Bateson, Paul Watzlawick und anderen schon lange zwischen der meist verbal geäußerten Inhaltsebene einer Äußerung und dem Beziehungsaspekt, der meist nonverbal, aber auch über die sprachliche Form einer Aussage übermittelt wird. Eine der wichtigsten Aspekte der Beziehungsebene ist der soziale Status, der in jeder kommunikativen Handlung übermittelt und ausgedrückt wird.

Durch jede Handlung, jede Geste, jeden Tonfall wird Status ausgedrückt. Jede Bewegung und jedes Heben und Senken der Stimme drückt Status aus.

Die international anerkannten Verhaltensforscher Michael Raleigh und Michael McGuire untersuchte in ihren Versuchsreihen das Verhalten von Rhesusaffen, die in Gefangenschaft leben, in Abhängigkeit von ihrem Serotoninspiegel[13].

Der Zusammenhang zwischen Serotoninspiegel und Sozialverhalten wurde von McGuire und Raleigh vor allem an Rhesusaffen und Meerkatzen untersucht, die etwa 95% aller Gene mit den Menschen teilen. Es gibt keine nicht-invasiven (also nicht verletzende) Möglichkeiten, um im Gehirn den Serotoninspiegel zu messen. Die serotonerge Aktivität im Gehirn lässt sich indirekt durch Serotoninabbauprodukte in der Rückenmarksflüssigkeit nachweisen, aber diese Messungen sind aufwendig und nicht leicht durchzuführen. Kaum ein Manager mit hohem sozialen Status würde einem Arzt erlauben, seine Rückenmarksflüssigkeit zu punktieren, um den realen Status zu messen. Deshalb müssen die Aussagen über den Zusammenhang zwischen Status und Serotoninspiegel aus Untersuchungen an Affenherden hergeleitet werden.

In jeder untersuchten Herde gab es nur einen männlichen Affen, in dessen Blut ein deutlich erhöhter Serotoninspiegel vorhanden war. Das war der Chefaffe, das ranghöchste Tier. Der Serotoninspiegel war bei diesem einen Männchen anderthalbmal höher als bei den anderen Männchen, und dieser Affe war auch stets der dominanteste in seiner Herde. Das gleiche galt für weibliche Tiere: Das Tier mit dem höchsten Serotoninspiegel war das ranghöchste Weibchen[14].

In den Versuchen McGuires zeigte sich auch, dass nicht nur die Höhe des Serotoninspiegels die Stellung in der Hierarchie bestimmte, sondern auch umgekehrt die Stellung innerhalb der Hierarchie die Höhe des Serotoninspiegels.

Wenn es lange keinen Statuswechsel gab, blieb der Serotoninspiegel im Blut der einzelnen Affen erstaunlich lange gleich hoch, so wie es auch beim Menschen der Fall ist. Wechselte ein Affe jedoch seine

Position, veränderte sich auch der Serotoninspiegel. Er stieg bei den neuen Leittieren um fast 40 Prozent an, während der Spiegel bei früher dominanten und jetzt untergeordneten männlichen Affen um fast 50 Prozent fiel – was einem Spiegel noch unter dem der anderen untergeordneten Affen entsprach[15].

Je höher der Serotoninspiegel, desto höher ist der soziale Status – und auch umgekehrt: Je höher der Status, desto mehr steigt der Serotoninspiegel. Und je höher der Status, desto weniger sogenannte affektive Aggressionen zeigt ein Tier, desto selbstsicherer und lösungsorientierter verhält es sich. Es ist fähig zur Selbstbehauptung und setzt sich in Machtkämpfen auch durch, aber es provoziert keine sinnlosen Kämpfe, verlängert sie nicht überflüssig, quält andere nicht und bringt anderen Tieren keine unnützen Wunden bei[16].

Einer der genauesten Beobachter des Statusverhaltens beim Menschen ist der Theaterregisseur und Schauspiellehrer Keith Johnstone. Man kann – so der weltbekannte Improvisationslehrer, der sich intensiv mit der Psychologie des Status beschäftigte, um seinen Schauspielern lebensechte Darstellungen auf der Bühne zu vermitteln – zwischen Hochstatus- und Tiefstatusrolle unterscheiden. Johnstone ist kein studierter Psychologe, aber seine Beobachtungen zum Thema Status sind unübertroffen präzise, und sie sind durch die genannten Ergebnisse von Michael McGuire und Michael Raleigh inzwischen mit wissenschaftlichen Daten belegt[17].

Johnstone benutzt in seinen Übungen das Wort „Status" bzw. „Hochstatus" und „Tiefstatus", weil er es angenehmer fand, mit seinen Schülern über Status zu sprechen anstatt über Dominanz und Unterwerfung.

Was würde passieren, fragt Johnstone, wenn sich die Menschen auf einer Straße nicht ausweichen würden? Sie würden ineinander rennen und sich verletzen. Etwa 50 Meter, bevor das passieren könnte, fangen zwei Menschen an, sich nach Statussignalen abzusuchen, und der Unterlegene weicht aus. Man kann es beobachten. Alte Menschen erhalten aufgrund ihres höheren Alters einen höheren Status, und daher weicht man einer kleinen alten Dame aus, die angehumpelt kommt. Aber wenn sich zwei Geschäftsleute begegnen, die sich beide für überlegen halten, gibt es eine Art „Tanz": Sie kämpfen darum, wer ausweichen muss und wer nicht. Wer verliert, wird im Status gesenkt.

Die primäre Beziehung, in der eine später bulimische Frau aufwächst, ist durch ständige Statusverluste bei gleichzeitig sehr hohen Anforderungen an ihre Leistungen gekennzeichnet. Entweder ist die Familie arm, was an sich bereits einen Statusverlust z.B. in der Schule bedeutet, oder aber ein oder beide Elternteile üben Macht und Kontrolle aus, sprechen dem Kind die Fähigkeit ab, in der Schule Erfolg zu haben oder missbrauchen es sexuell. Es ist wichtig, sich zu verdeutlichen, dass alle traumatischen Erlebnisse ungeachtet ihres Inhalts immer mit einem Statusverlust seitens des Opfers verbunden sind. Vielleicht sind es nicht die Eltern, sondern ein Großelterngeil, der dem Kind ständig zu verstehen gibt, Mutter oder Vater haben eigentlich versagt, und deshalb könne ja wohl nichts aus ihm werden – auf jeden Fall findet sich eine lange Geschichte von Unterwerfung, Abwertung und Statusverlust, bis zum ersten Mal erbrochen wurde.

Später ist es sehr häufig so, dass Heißhungerattacken gerade dann auftreten, wenn eine bulimische Frau in der Kommunikation einen Statusverlust erleidet und dies nicht bemerkt. Aufgrund ihrer Sehnsucht nach Frieden und harmonischen Beziehungen akzeptiert sie den Tiefstatus. Aber das senkt ihren Serotoninspiegel, und das wiederum kann die Schwelle zur Heißhungerattacke unterschreiten.

Gerda arbeitete mit einer Vorgesetzten zusammen, die sie ungerecht konfrontierte. Gerda war sauer, blieb aber still und freundlich. Sie erlitt jedoch einen Statusverlust.

Als die Vorgesetzte den Raum verließ, stahl sie ihr einen einzigen Keks.

„Ich wollte mich rächen", sagte Gerda.

Sie wollte sich rächen. Und weil sie im Tiefstatus war, war ihr Serotoninspiegel tief, und das löst Appetit auf Kohlenhydrate aus. Der

Keks lag offen mit den anderen Keksen herum. Sie erlitt eine Heißhungerattacke (die sie dann allerdings selbst bezahlte).

Eines der wichtigsten Statussymbole unter Menschen ist die Figur. Das galt früher besonders für Frauen – heute gilt es sowohl für Männer als auch für Frauen.

Es ist nur natürlich, dass um ein Statussymbol wie die Figur, das für beruflichen und sozialen Erfolg derzeit so entscheidend ist, mit fast allen Mitteln gekämpft wird. Solange Anna, Britta oder Mareike ihre Heißhungerattacken nicht beherrschen können, solange sie ständig in Gefahr sind, ihren sozialen Status zu verlieren, indem ihre Figur allen Normen widerspricht, solange haben sie vor einem weiteren Statusverlust viel zu viel Angst, als dass sie ihn riskieren würden. Es macht daher keinen Sinn, den sogenannten Schlankheitswahn zu bekämpfen, bevor der Serotoninspiegel nicht so hoch ist, dass sie den Gedanken an einen geringfügigen Statusverlust, ausgelöst durch eine Gewichtszunahme von zwei Kilos, ertragen.

Es ist auch nur logisch, dass jemand mit sehr niedrigem Serotoninspiegel um ein Mittel kämpfen will, das ihm den sozialen Aufstieg und damit das Wohlgefühl eines höheren Serotoninspiegels garantiert. Es ist nicht besonders hilfreich, diesen Versuch als „Wahn" abzuwerten. Der Therapeut, der sich erlaubt, solche Worte zu benutzen, steigt durch den Akt der Definition im Status und senkt den der bulimischen Frau – und dies bereitet unter Umständen den emotionalen Boden für die nächste Attacke.

Der Ausweg ist, den Serotoninspiegel langsam zu stabilisieren. Dann sind meiner Erfahrung nach bulimische Frauen in aller Regel auch bereit, auch ihr Schönheitsideal zu relativieren.

Status, Selbstwert, Aggressionen
Je höher der Serotoninspiegel – die serotonerge Aktivität – desto stärker ausgeprägt ist das Dominanzverhalten, aber nicht die Aggression. Dominanz (Hochstatus) und Aggressionen sind zwei völlig verschiedene Konzepte.

Es ist sehr wichtig, sich diesen Unterschied zu verdeutlichen.

Die beiden Grundformen, auf Konflikte zu reagieren, sind „fight-or-flight", Kampf oder Flucht: Entweder reagiert man eher mit Passivität oder mit Aggression. Bei bulimischen Frauen wurde beobachtet, dass ihre Reaktion auf Konflikte häufig Passivität mit „Flucht" ist, und man ermuntert sie daher häufig, ihre Aggressionen „auszudrücken". Das kann außerordentlich falsch sein.

Unter Menschen ist eine Tiefstatuskommunikation das, was man im Konflikt „Du-Botschaften" nennt. Es können auch offene Gewaltanwendung oder Formen von Aggressionen benutzt werden, um sich mittels Gewalt ins Recht zu setzen, wo man im Unrecht ist. In einer Situation, in der z.B. A einen Fehler gemacht hat, „findet" A „Gründe", um B zu beschimpfen und so abzulenken. Noch gröbere Formen von Tiefstatusaggressionen sind alle Formen von Kriminalität, wenn Männer ihre Frauen schlagen (und Frauen ihre Männer), Gewalt gegen Kinder, sexueller Missbrauch, emotionaler Missbrauch. In der Tat sind viele Untersuchungen zum Zusammenhang zwischen niedrigem Serotoninspiegel und Kriminalität beim Menschen bei Gefängnisinsassen durchgeführt worden.

Diese Ausdrucksformen von Aggressionen eskalieren Kämpfe, genau wie im Tierreich, und lösen sie nicht. Häufig zerstören sie Beziehungen oder führen – wie im Tierreich – dazu, dass der entsprechende Mensch ausgestoßen wird. Je tiefer der Serotoninspiegel, desto riskanter ist es, „Aggressionen auszudrücken".

Es kommt also darauf an, dass eine bulimisch reagierende Frau, wenn sie lernen möchte, ihren Status durch Kommunikation zu heben, zwischen Dominanz und Aggressionen unterscheidet, zwischen Selbstbehauptung und Tiefstatusaggressionen.

„Wie macht man das?" fragt Gerit.

Keith Johnstone spricht davon, dass es in der westlichen Kultur verboten ist, Statussignale wahrzunehmen. Wenn man jedoch nach ihnen sucht, beobachtet man plötzlich phantastisch genau, und die

Instinkte fangen wieder an zu funktionieren. Die Statusfrage lässt sich nicht umgehen, denn ihre Klärung konstituiert die Beziehung.

Unbewusst stellen Menschen immer ein Statusverhältnis zwischen sich her, wenn sie sich begegnen. Sie machen so lange weiter, bis jeder in eine bestimmte Position gebracht ist (hoch oder niedrig), und erst wenn das Statusverhältnis geklärt wurde, kommt es zu einer Verständigung. Bei diesem „Tanz" gibt es meist keine physischen Kämpfe, ausgetauscht werden Hoch- und Tiefstatussignale[18].

Typische Tiefstatussignale sind, wenn man jeden Satz mit einem zögerlichen, kurzen „Äh" beginnt, den Blickkontakt abbricht und kurz darauf zurückschielt, mit dem Kopf wackelt, während man spricht, ruckartige Bewegungen macht, Hände vors Gesicht hält, Füße nach innen dreht, beim Lächeln die oberen Zähne auf der Unterlippe presst und ein bisschen atemlos wirkt. Auf der Straße ist derjenige, der ausweicht, im Tiefstatus. Tiefstatusspieler beanspruchen wenig Raum[19].

Typische Hochstatussignale sind: Blickkontakt halten, langes gedehntes „Äh", bzw. „Hmm" vor einem Satz („Unterbrich mich nicht ... auch wenn ich noch nicht weiß, was ich zu sagen habe"), den Kopf stillhalten, während man spricht; sich geschmeidig bewegen, Hände vom Gesicht fernhalten, sich zurücklehnen und breitmachen, Raum einnehmen. Auf einer leeren Straße dem anderen nicht ausweichen (und vorher entsprechende Statussignale senden). Hochstatusspieler beanspruchen viel Raum[20].

Wenn es nicht gelingt, die Statusfrage zu klären, kommt es zu keiner Beziehung. Eine bulimisch reagierende Frau, die fast um jeden Preis eine Beziehung zu jedem Menschen herstellen möchte, unterwirft sich notfalls. So endet sie als Tiefstatusspezialistin, was ihren Serotoninspiegel wiederum senkt. Manchmal vermeidet sie auch aktiv Beziehungen, da sie enge emotionale Beziehungen grundsätzlich mit Tiefstatus assoziiert. In der Folge bleibt sie, trotz eines immensen Bedürfnisses nach Nähe, einsam.

Noradrenalin

Beziehungen, in denen der Noradrenalin- und auch Dopaminspiegel tendenziell zu hoch wird, entstehen nach Aussagen von Dr. Joel Robertson in Familien, in denen emotionaler, sexueller oder anderweitiger Missbrauch herrscht[21]. Die Kinder kommen aus Familien, in denen sie eine ständige Bedrohung von Seiten der Eltern erfahren.

„Jedes Jahr fallen in den USA vorsichtigen Schätzungen zufolge vier Millionen Kinder körperlicher Misshandlung, häuslicher Gewalt, sexuellem Missbrauch, Gewalt in der Gemeinschaft und anderen traumatischen Ereignissen zum Opfer. All diese Dinge kommen im Locus coeruleus an (der Ort, an dem Noradrenalin produziert wird, siehe a. Kapitel 6 dieses Buches, Anm. d. Autorin), dem Alarmnetzwerk des Gehirns. An der Basis des Gehirns beheimatet, hält es Noradrenalin-Verbindungspfade zu anderen Hirnregionen, die wiederum Herzschlag, Atem, Blutdruck, Gefühle und Motivation steuern. Findet der locus coeruleus eine unkontrollierbare, bedrohliche Umwelt vor, dann setzt er den Noradrenalinpegel hoch. Über Verbindungspfade wird das Stresshormon stoßweise in Bewegung gesetzt, was den Körper in einen ständigen Bereitschaftszustand versetzt – Herzrasen, hoher Blutdruck, Schreckhaftigkeit, kurz vor der Explosion stehend."[22]

Diese Angst kreiert eine Baseline, in der Noradrenalin- (und in der Folge meist auch Dopaminspiegel) zu hoch bleiben.

Es gibt Beziehungen und Situationen, in denen der Noradrenalinspiegel so stark ansteigt, dass das Gehirn, um sich zu schützen, die Noradrenalinproduktion erheblich vermindert, so dass der Spiegel schließlich eher zu niedrig als zu hoch wird[23]. Bei den meisten Frauen, die später bulimisch reagieren, ist der Noradrenalinspiegel jedoch eher zu hoch als zu niedrig.

Aber nicht nur offene Gewalt lässt den Noradrenalinpegel hoch gehen. Wie John Bowlby und andere gezeigt haben, dürfen in manchen Familien niemals eifersüchtige oder ärgerliche Gefühle geäußert werden, ohne dass das Kind dafür bestraft wird.

In sehr schlimmen Fällen wird so getan, als existierten die Gefühle und Gedanken, die von einem oder beiden Elternteilen als bedrohlich empfunden werden, gar nicht. Nun sind diese Gefühle aber natürlicherweise da, so Bowlby – Kinder sind eifersüchtig und haben manchmal den Impuls, ihre Eltern abzulehnen. Je gelassener die Eltern reagieren, desto gesünder das Kind.

Bowlby schreibt: „Nichts hilft einem Kind mehr, als wenn es feindselige und eifersüchtige Gefühle offen, direkt und spontan äußern kann, und es gibt, glaube ich, keine wertvollere elterliche Fähigkeit, als gleichmütig solche Ausbrüche kindlicher Ehrfurcht wie ‚Ich hasse dich, Mama' oder ‚Papa, du bist ein Biest' akzeptieren zu können."[24]

Häufig geht die Unfähigkeit, Trennungen und Ärger zuzulassen, mit der Unfähigkeit einher, zu trauern. Alle Situationen, Gedanken und Gefühle, die Papa oder Mama traurig machen könnten, werden verboten oder mittels Schuldgefühlen gehemmt oder beschwichtigt.

Bowlby hat darauf hingewiesen, dass das Unterdrücken dieser Gefühle die emotionale Grundstimmung des Kindes nicht weniger aggressiv werden lässt, sondern die Aggressionen intensiviert, wenn ein Kind in solchen Familien nicht lernt, innere Spannungen, ausgelöst durch Ambivalenzen, zu regulieren[25].

Bowlby forschte, bevor die Zusammenhänge zwischen Beziehungen und Neurotransmittern gesehen wurden, aber heutige Erkenntnisse lassen den Schluss zu, dass die Stresshormone und Transmitter Noradrenalin und Dopamin in solchen Familien zu häufig zu intensiv ausgeschüttet und daher in ihrem allgemeinen Spiegel zu hoch werden.

Dopamin

Der Dopaminspiegel ist zwar meistens hoch, wenn auch Noradrenalin hoch ist, dennoch gibt es Unterschiede. Noradrenalin ist für Stress, Kampf, Flucht zuständig, Dopamin besonders auch für positive Gefühlszustände.

Auch positive, glückselige Emotionen muss der Mensch lernen, innerhalb seiner Psyche zu regulieren – damit sie ihn nicht überschwemmen[26].

Das aber lernt ein Baby nicht in jeder Beziehung.

Besonders stark steigt der Dopaminspiegel in Familien an, in denen man sich niemals trennen darf und pausenlos Intimität erleben muss.

Mit pausenloser Intimität ist nicht eine sicher bindende Fürsorge Bowlbys gemeint, die den Serotoninspiegel heben und eine Dopamin balancierende Ruheerfahrung schaffen würde. Gemeint ist ein Elternteil, der jegliche Bemühungen des Kindes, sich zu trennen oder ein Individuum zu werden, als Problem erlebt und daher zu unterbinden versucht. Das kann ganz offen durch entsprechende Strafen oder aber – und das ist sehr viel häufiger der Fall – auf eine subtil manipulative Art geschehen, die das Kind häufig lange nicht durchschaut. Kern dieser Art der Überstimulierung ist, dass nicht klar genug zwischen den Gefühlen und Gedanken von Mutter und Kind getrennt wird (meist ist es die Mutter, es kann aber auch der Vater sein) – der entsprechende Elternteil, der eine symbiotische Verschmelzung anstrebt, nimmt ganz selbstverständlich an, dass das, was für ihn gut ist, auch dem Kind gut tut, dass das Kind fühlt und denkt wie man selbst – oder es zumindest tun sollte.

In solchen Familien entstehen gemeinsam getragene Gedanken und Gefühle wie „Wir sitzen alle in einem Boot" oder „Wir müssen gegen die Außenwelt zusammenhalten" oder „Eigentlich sind wir nur eine Person" – oder im schlimmeren Falle „Wir sind miteinander irgendwie identisch".

Wenn die Beziehung zwischen Mutter und Kind zu lange und zu stark symbiotisch ist, entsteht eine Überstimulierung, die besonders das dopaminerge System betrifft. Und diese Überstimulierung beginnt bereits, bevor das Kind überhaupt sprechen kann – im entscheidenden ersten Lebensjahr.

Die allerersten Anfänge zur Kontrolle der Emotionen sind vermutlich angeboren – über die inneren Reaktionen ebenso wie über die zwischenmenschlichen Erfahrungen mit Mama. Das Baby kann die intensive innere Erfahrung des Augenkontakts mit der Mutter abschwächen, indem es sich abwendet und dadurch den Ansturm der Wahrnehmungen unterbricht und die mächtige Welle positiver Gefühle abbremst[27].

Im ersten Lebensjahr muss ein Kind lernen, positive Gefühlszustände zu verarbeiten[28]. Das geschieht, indem Mutter und Kind sich gegenseitig anlächeln und dabei gegenseitig zu immer mehr Glücksgefühlen „hochschaukeln". In jener ersten Beziehung zwischen Mutter und Säugling, in der die Mutter das Baby spiegelt und zu ihm Kontakt aufnimmt, was beim ihm Lustgefühle auslöst, wird beim Baby Dopamin ausgeschüttet. Durch diesen lustvollen Kontakt entwickelt sich eine Art neuronaler Schleife zwischen limbischen System und vermutlich der rechten Hemisphäre des Neocortex[29].

Das Kind entwickelt eine zunehmend erhöhte Fähigkeit, Dopamin stimulierende Ereignisse wie intensiven Blickkontakt, Schmusen, gemeinsam Lachen etc. auszuhalten, es steigert seine Fähigkeit, mit Glück und Kontakt umzugehen – etwas, das für den späteren Umgang mit Freude, Menschen, Kontakt oder Lust entscheidend ist. Damit dieser Entwicklungsprozess gelingt, ist es wichtig, dass das Kind sich abwenden darf, wenn es genug positive Stimulierung erlebt hat, um den Stress der Intimität zu verarbeiten. Eine Mutter, die ihr Kind wahrnimmt, erkennt solche Momente und lässt dem Kind seine Pause. Ein Baby muss die Chance haben, den Blickkontakt zur Mutter unterbrechen zu können, sich abwenden zu dürfen, um in diesen Minuten oder Sekunden zu lernen, die positiven Gefühle zu verarbeiten. Es muss dies genau in dem Ausmaß tun dürfen, das seiner biologischen Reife entspricht[30]. Wenn jedoch diese Abwendung, diese allererste Trennung aus der Symbiose bei der Mutter zuviel Angst auslöst, lässt sie dem Kind seine Pause nicht, kann nicht abwarten, bis das Kind sich ihr wieder zuwendet und versucht alles, um erneut Kontakt herzustellen.

Gesunde Kinder wachsen in einem Gleichgewicht von Nähe und Distanz heran, und die Distanz hilft, den Stress der Intimität zu verarbeiten. Ständige pausenlose Intimität steigert den Dopaminspiegel, der im sehr verletzlichen Kinderhirn in den Himmel schießt – zu sehr in den Himmel.

Man hat verschiedentlich bei Frauen, die Bulimie praktizieren, eine vergleichsweise verminderte Zahl der Dopaminrezeptoren gefunden. Das lässt darauf schließen, dass möglicherweise eine langjährige Überstimulierung vorlag und das Gehirn Gegenmaßnahmen ergriffen hat. Bei einer Unterstimulierung wären eher zuviel Rezeptoren gefunden worden.

Zusammenfassung

Die typische Beziehung zu einem oder zu beiden Elternteilen, in der eine spätere bulimisch reagierende Frau aufwächst, ist häufig durch folgende Charakteristika gekennzeichnet: Es handelt sich um eine sogenannte Symbiose 2. Ordnung, eine Beziehung, bei der zwei Menschen zu einer Person „verschmelzen" und bei der auf der offenen Ebene die Mutter für die Tochter sorgt und auf der verdeckten, psychologischen, emotionalen Ebene die Tochter für die Mutter. Auf der relevanten psychologischen Ebene ist die Tochter der emotionale Fürsorge spendende Elternteil der Mutter. Aus diesem Grunde fehlt Serotonin.

Die Mutter lässt weder Ärger noch sonst irgendeine Erkenntnis oder ein Gefühl zu, das zur Trennung führen könnte. Sie schafft es sehr häufig, dem Kind zu vermitteln, es könne gar nicht ohne den sorgenden Anteil der Mutter leben, meint aber auf der verdeckten Ebene, sie selbst bräuchte emotionale Unterstützung. Die Mutter hat Angst vor dem Verlust, der sie selbst in Kontakt mit dem eigenen niedrigen Serotoninspiegel, ihrer eigenen Depression bringen würde, denn eine Trennung würde die eigene Situation eher verschlimmern. Die durch den Missbrauch und die latente Wut ständig ausgelösten aggressiven Impulse steigern den Noradrenalinspiegel, und da bei der Hemmung der aggressiven Impulse Serotonin verbraucht wird, senkt das den Serotoninspiegel noch zusätzlich. Häufig wird auch sehr viel Chaos in der sozialen Situation der Familie erlebt, oder die Mutter oder der Vater eskalieren stark, was wiederum viel Angst und Stress bedeutet und so den Noradrenalinspiegel hebt.

Je ausgeprägter die Verschmelzungswünsche, je ausgeprägter die Überstimulierung, desto höher ist der Dopaminspiegel. Auch sexueller Missbrauch ist eine Überstimulierung bei gleichzeitig extremen Mangel an Statusverlust durch die Demütigung, so dass auch sexueller Missbrauch vermutlich zu einer solchen Grundkonfiguration führt.

Das Ergebnis dieser Beziehungsdynamik ist eine Persönlichkeit mit relativ hohem Noradrenalinspiegel, relativ hohem Dopaminspiegel und sehr niedrigen Serotoninspiegel. Diese Konfiguration wirkt sich auch auf das Essverhalten aus, es erzwingt bei einem weiteren Absinken des Serotoninspiegels, sei es durch ein gravierendes, sei es durch ein geringfügiges Ereignis, den Konsum von Kohlenhydraten, um das zu hoch eingestellte noradrenerge System wieder zu beruhigen – etwas, das eigentlich durch die Erfahrung eines bindenden und fürsorglichen Kontaktes hätte geschehen sollen. Insofern ist Zucker der Ersatz für echte Bindung.

Noradrenalin und Dopamin sind noch nicht so krankhaft hoch wie bei einer Frau, die primär anorektisch reagiert. Primär bulimisch reagierende Frauen leiden aber meist weniger intensiv unter einer akuten Überstimulierung des dopaminergen Systems als anorektische Frauen.

Je stärker eine Frau anorektisch reagiert, desto höher, so vermute ich, ist der Noradrenalin/ Dopaminspiegel im Vergleich zum Serotoninspiegel. Auch langfristiges Hungern wirkt auf das serotonerge System[31], und Hungern ist ebenfalls eine Methode, den zu hohen Noradrenalin/ Dopaminspiegel weiterhin hoch zu halten. Es handelt sich einfach nur zum zwei Seiten einer Medaille – zwei verschiedene Wege, die zum selben Ziel führen[32].

Das Essverhalten kann als der verzweifelte Versuch einer Korrekturmaßnahme gesehen werden. Es ist daher kaum mit dem Willen zu beeinflussen, und die Forderung, dies solle möglich sein, richtet wahrscheinlich mehr Schaden als Nutzen an.

„Ich glaube nicht an den freien Willen", sage ich zu Mareike. „Wir sind sehr viel mehr determiniert, als wir es glauben. Determiniert durch vorangegangene Erfahrungen und der Konditionierung unseres limbischen Systems. Aber wir sind nicht vollständig determiniert, und der Cortex, der Gehirnteil, der für den ‚freien Willen' zuständig ist, kann das Geschehen beeinflussen."

6. Kapitel: Neurotransmitter und ihre Wirkung auf das Verhalten – wie man ungewollt bulimisch bleibt

Der Spiegel der verschiedenen Transmitter im Gehirn, die für das Essverhalten von sogenannten „essgestörten" Frauen verantwortlich ist, ist auch für andere Verhaltens- und Erlebnisformen zuständig. Viele dieser Verhaltensweisen sind einerseits Ausdruck einer bestimmten Konfiguration von Transmittern, wirken aber andererseits auch auf diese zurück. Das heißt, es gibt Verhaltensweisen, die, indem sie beispielsweise einerseits den Spiegel des Transmitters Noradrenalin erhöhen und andererseits den Spiegel von Serotonin senken, ungewollt zu einer Essstörung beitragen. Alle Verhaltensweisen und Beziehungen werden meist unbewusst so gewählt, dass die chemische Konfiguration erhalten bleibt, die in das Problem hineinführt.

Ebenso können korrigierende Verhaltensweisen, die die Gehirnchemie in eine angemessene Richtung lenken, die Heilung einer Essstörung unterstützen.

Die Neurotransmitter

Alle Neurotransmitter beeinflussen sowohl emotionales als auch kognitives Erleben und werden von diesem beeinflusst. Im Einzelnen:

Serotonin
Serotonin ist nicht nur das Glückshormon, für das es überall verkauft wird. Es ist vor allem für die Hemmung von Impulsen, besonders für die Hemmung der vom noradrenergen System ausgehenden Impulse zuständig. Serotonin ist für so viele Bereiche verantwortlich, dass man sagen kann: Es ist für das psychische Erleben und das soziale Verhalten eines Menschen von zentraler Bedeutung.

Die Neurone, die Serotonin produzieren können, sind im Mittelhirn, in den sogenannten Raphé-Kernen lokalisiert. Die Raphé-Kerne gehören zu einer Struktur, die man Formatio reticularis nennt[1]. Es sind relativ große Neurone mit zum Teil enorm langen, vielfach verzweigten Fortsätzen, die alle Bereiche des Zentralnervensystems erreichen. Der Neurologe Gerhardt Hüther verwendet das aussagekräftige Bild des serotonergen Systems als das eines „Bewässerungssystems". Wo Serotonin wirkt, wirkt es beruhigend, modulierend, dämpfend, hemmend. Seine positiven Wirkungen entfaltet Serotonin meist so, dass es die Wirkung von Transmittern und anderen Botenstoffen, die Unlust oder falsche Einschätzungen und Handlungen auslösen, hemmt.

Wichtige Projektionen serotonerger Neurone ziehen zum limbischen System und modulieren hier die emotionale Verarbeitung sowie zum informationsverabeitenden, intellektuellen Vorderhirn[2].

Im Hippocampus verhindert Serotonin die Einleitung von Notreaktionen in Stresssituationen – so lange, bis erkannt wird, ob sie wirklich angemessen sind.

Im Hypothalamus hemmt Serotonin die Nahrungsaufnahme. Im Cortex moduliert es die intellektuelle Verarbeitung von Gedanken.

Serotonin ist, wenn viel davon vorhanden ist, für sehr viele positive Gefühle zuständig. Serotonin verstärkt Gefühle von Optimismus, Wohlbefinden, Selbstwert, Entspannung und Sicherheit.

Serotonin wirkt emotional beruhigend und dämpft das vom Noradrenalin ausgehende, hellwache Bewusstsein[3]. Ein hoher Serotoninspiegel steigert die Fähigkeit, sich länger auf ein spezielles Problem zu konzentrieren und es gut zu verarbeiten. Serotonin ist auch verantwortlich für einen tiefen und gesunden Schlaf[4].

Unter Serotonineinfluss fühlen sich Menschen wohl, ruhig und entspannt. Sie handeln und kommunizieren kompetent. Sie verfügen über das, was die Psychoanalytiker „Impulskontrolle" nennen. Sie suchen in Konflikten nach Lösungen[5].

Wenn der Serotoninspiegel niedrig ist, leiden die Menschen unter schlechtem Schlaf und der Unfähigkeit, sich zu konzentrieren. Ein niedriger Serotoninspiegel führt zu Stimmungstiefs, geringem Selbstbewusstsein, mangelnder Konzentration, Verwirrtheit, Entscheidungsschwierigkeiten, verringertem Sexualbedürfnis, übermäßigen Schuldgefühlen und Minderwertigkeitskomplexen. Im extremen Falle kommt es zu einem zentralen Gefühl der Isolation, Schuldgefühlen, dem Gefühl von Unwert[6].

Wenn der Serotoninspiegel sehr niedrig ist, führt dies auch zu Aggressionen, Gewalt gegen andere und zu Gewalt gegen sich selbst, Selbstmordphantasien (und im schlimmsten Falle auch zum Selbstmord), je nachdem, wie hoch gleichzeitig der Noradrenalin/Dopaminspiegel ist. Ist der Serotoninspiegel sehr niedrig, wird die Gefühlslage dumpf und depressiv[7].

Je tiefer der Serotoninspiegel, desto eher kommt es auch zu Gefühlen wie Angst – einer unspezifischen Angst oder sogar ausgeprägten Phobien[8].

Bei einem niedrigen Serotoninspiegel versagt die Fähigkeit zur Impulskontrolle.

Menschen, die unter SAD (seasonal affective disorder, zu deutsch: Winterdepression) leiden, haben ebenfalls einen niedrigen Serotoninspiegel[9].

Noradrenalin

In gewisser Hinsicht ist Noradrenalin der Gegenspieler des Serotonin. Wo Serotonin dämpft, aktiviert Noradrenalin. Wo Serotonin Frieden stiftet, macht Noradrenalin bereit zum Kampf. Wenn man sagt, dass ein niedriger Serotoninspiegel zu Gefühlen wie Angst führt, bedeutet das nichts anderes, als dass bei einem niedrigen Serotoninspiegel das Verhältnis zum Noradrenalinspiegel aus der Balance geraten ist.

Im Hirnstamm findet sich der Locus coeruleus, der sogenannte „blaue Kern", in dessen Neuronen Noradrenalin produziert wird. Die meisten Autoren rechnen auch diesen Kern zur Formatio reticularis[10].

Es gibt nur etwa 3000 Neurone in diesem Kern, und ähnlich wie beim Serotonin verzweigen sich auch die noradrenergen Neurone fast über das gesamte Gehirn und Rückenmark. Die Axone dieser 3000 Neuronen erstrecken sich über enorm weite Entfernungen: Sie stehen vermutlich mit einem Drittel oder gar der Hälfte aller Hirnneuronen in Kontakt.

Noradrenalin ist das Stresshormon. Es wirkt im Körper als Hormon und im Gehirn als Transmitter.

Noradrenalin steuert den Grad der Aufmerksamkeit, es aktiviert. Der Locus coeruleus ist mit verantwortlich für die korrekte Funktion des Aktivierungssystems des Gehirns[11].

Zusammen mit Adrenalin vermittelt Noradrenalin Tieren und Menschen die Fähigkeit, schnell und aggressiv in bestimmten Situationen reagieren zu können. In der Hirnrinde hat Noradrenalin unter anderem die Wirkung, die allgemeine Aufmerksamkeit zu erhöhen – eine wichtige, akute Stressreaktion. Adrenalin und Noradrenalin sind für alle Fight-or-Flight-, also alle Flucht-oder-Kampf-Reaktionen zuständig. Adrenalin und Noradrenalin verstärken im Körper (hier wirken sie als Hormone) die Muskelaktivität, die Bronchien werden erweitert und ermöglichen erhöhte Sauerstoffaufnahme, Blutdruck und Herzfrequenz steigen, um den Körper besser zu durchbluten. Im Gehirn sorgt Noradrenalin dafür, dass Wachheit und Aufmerksamkeit gesteigert werden. Es wird angenommen, dass die erregenden Bahnen des Locus coeruleus über den Neuromodulator Noradrenalin den übrigen Teilen des Gehirns die Anwesenheit neuer bzw. auffallender Reize in der Umwelt melden und zur Aufrechterhaltung von extern gesteuerter Wachsamkeit für Reize beitragen[12]. Noradrenalin erzeugt erhöhte Werte für Bewusstsein, Aufmerksamkeit, Wachheit und Bestimmtheit. Normale Level von Noradrenalin geben ein Gefühl von Willensstärke. Genau wie Dopamin beschleunigt auch Noradrenalin die Rate der Transmission oder die Schnelligkeit der Gedanken[13].

Hohe Noradrenalinwerte führen zu Schlaflosigkeit, Übererregtheit, übermäßiger Energie, erhöhtem Herzschlag, erhöhtem Blutdruck, schnellem Atmen, Gewichtsabnahme, gesteigertem Sexualbedürfnis, Verwirrtheit[14].

Und vor allem führen sie zu jenem rasenden Gefühl unkontrollierter Geschwindigkeit, das für eine bulimische Attacke so typisch ist.

Noradrenalin, so Solomon Snyder, ist vermutlich auch für das Bewusstsein zuständig, eine von anderen Menschen abgegrenzte Persönlichkeit zu sein.

Snyder schreibt: „Der Locus coeruleus und mit ihm das noradrenerge System mag – indem er den Grad unserer Wachheit unter normalen Umständen beeinflusst – ganz entscheidend über das bestimmen, was Psychologen das Ego nennen: das Bewusstsein eines jeden Menschen, eine eigenständige Person zu sein, losgelöst von allen anderen und allein dem Universum entgegentretend."[15] Möglicherweise ist es so, dass die erstaunliche Empfindung, eins mit dem Universum zu sein, wie sie u.a. auch von Psychedelika hervorgerufen wird, eine Überaktivierung des Locus coeruleus widerspiegelt, die die Schranken zwischen Ich und Nicht-Ich zusammenstürzen lässt[16].

Der Verlust der Empfindung, eine von anderen abgegrenzte Persönlichkeit zu sein, ist also vermutlich auch auf eine noradrenerge Hyperaktivität zurückzuführen.

Serotonin hemmt unter anderem die Aktivität des Locus coeruleus und sorgt so dafür, dass es zu keiner Überaktivität des noradrenergen Systems kommt. Es hat vor allem auf Noradrenalin eine bremsende Wirkung, und wenn diese durch irgendein Ereignis wegfällt, das zuviel Serotonin verbraucht, fällt die Hemmung plötzlich weg – und dann „schießt" Noradrenalin über. Eine überschießende noradrenerge Reaktion ist für das Gehirn eine akute und möglicherweise destabilisierende Stresssituation[17].

In einem solchen Moment muss das Gehirn zu Maßnahmen greifen, die Ruhe und Ordnung wieder herstellen: Es muss genau die Verhaltensweisen befehlen und unabdinglich machen, die schnellstmöglich den Serotoninspiegel wieder steigern. Eine davon ist eine Fressattacke, die schnell die dringend benötigten Stoffe zum Aufbau von Serotonin heranschafft.

Dopamin
Dopamin wird hauptsächlich in einer Gehirnregion produziert, die man auch Substantia nigra nennt, die schwarze Substanz. Dopamin erreicht vor allem solche Gehirnzentren, die etwas mit Motivation und Lernfähigkeit zu tun haben. Dopamin bestimmt den Gesichtsausdruck, die Gangart, ermöglicht neue gedankliche Zusammenhänge und ausgefallene kreative Ideen, bringt Aufwind für die Psyche, stärkt aber auch die körpereigene Immunabwehr[18].

Mittelmäßig erhöhte Dopaminwerte können zu Besorgtheit, Furcht, Angst, Distanzgefühlen, übermäßiger Energie, Schlafstörungen oder einem gesteigerten Sexualbedürfnis führen[19].

Sehr viel zu hohe Dopaminwerte bedeuten Wahrnehmungsstörungen, Halluzinationen, unangemessene Reaktionen, soziale Isolation, Schizophrenie, Psychosen.

Eine hohe Konzentration von Dopamin scheint das limbische System stark zu stimulieren. Ein Übermaß an Dopamin fördert künstlerische Kreativität – und die Übergänge zwischen Genie und Wahn sind fließend[20].

Imbalancen des dopaminergen Systems wirken sich mehr auf die Wahrnehmung aus als Imbalancen des noradrenergen Systems. Ein ausgeglichenes dopaminerges Level ist notwendig für eine angemessene Bewertung der Realität. Menschen mit sehr niedrigen oder sehr hohen Dopaminwerten haben große Schwierigkeiten, Beziehungen und das Leben überhaupt richtig einzuschätzen[21].

Ein anderes Problem des dopaminergen Systems ist das der Aggressionen und der Gewalt. Die Kombination eines niedrigen Serotoninspiegels mit einem hohen Dopaminspiegel führt häufig zu einem extremen Gefühl von Hass. Dieser Hass wird gegen andere, oft aber auch gegen sich selbst gerichtet. Wenn der Dopaminlevel hoch ist und dann geringfügig abfällt, reagieren die Betroffenen häufig sehr aggressiv[22].

Ein Mangel an Dopamin kann ebenfalls zu Depressionen, niedriger Energie, Muskelstörungen, hohem Schlafbedürfnis, Rückzug, Beschäftigung mit Selbstmordgedanken oder Selbstmord führen[23].

Serotonin „bremst" Dopamin, solange der Level der Verhaltensaktivierung nicht zu hoch wird. Auch hier ist also die Gefahr gegeben, dass ein System ohne den Einfluss von Serotonin „überschießt".

Bulimie und Persönlichkeit

Frauen, die Bulimie praktizieren, sind sowohl durch die Ressourcen als auch die Probleme ihrer gehirnchemischen Bedingungen gekennzeichnet.

Diese Kombination von leicht bis mittelmäßig erhöhtem Noradrenalin- und Dopaminlevel und niedrigem Serotoninspiegel führt zu einem Persönlichkeitstyp, den der Amerikaner Joel Robertson die „Arousal" oder Übererregungspersönlichkeit genannt hat[24]. Der Spiegel von Noradrenalin/Dopamin ist unterschiedlich hoch, das heißt, die hier geschilderten Persönlichkeitsmerkmale werden unterschiedlich intensiv gelebt. Selbstverständlich handelt es sich auch hier um ein Modell, es ist also nicht immer alles für jeden gleichermaßen gültig. Aber dennoch – je höher der Spiegel von Dopamin/Noradrenalin, desto ausgeprägter ist die Übererregung und die Fokussierung von Verhaltensweisen, die eine zu hohe Baseline auch hoch halten.

Menschen, die unter einer Arousal-Depression leiden, sind sich ihrer chronischen Ängste sehr viel mehr bewusst, die ihr Verhalten steuern, als der tiefen und schmerzhaften Depression, die unter der Angst liegt. Sie wählen häufig in Abwehr dieser Depression einen Lebensstil, der sie daran hindert, ihre Depression zu fühlen. Sie organisieren sich sehr viel Stress in ihrem Leben, was dafür sorgt, dass der Dopamin/Noradrenalinspiegel oben bleibt.

Das innere Leben ist dominiert von Angst. Wenn man eine Frau, die bulimisch reagiert, auffordert, ihren Zustand zu beschreiben, bezeichnet sie sich oft als „gestresst" oder „ängstlich".

Selten sagt sie, sie wäre depressiv (aber es gibt bulimisch reagierende Frauen, die sich ihrer Depression sehr wohl bewusst sind und diese auch beim Namen nennen können).

Die Depression kommt nur ans Licht, wenn die Betroffenen krank, gelangweilt oder in eine Situation geraten sind, die sie nicht ändern können. Eine Depression ist häufig erschreckend für sie (und manchmal auch für ihre Umwelt) – denn eine Depression „bedeutet", dass man besiegt wird.

Sie treiben sich konstant in Richtung ihrer Ziele.

Die Kombination von Angst, schneller Neurotransmission und gesteigerter Aggression fördert eine Persönlichkeit, die zu kontrollieren versucht. Arousal-Menschen sind stark nach außen fokussiert. Sie können es nur schwer ertragen, sich nach innen zu richten. Sie messen die relative Sicherheit in ihrem Leben an den Informationen, die sie von außerhalb bekommen – basierend auf dem Verhalten von Freunden, Geliebten, Mitarbeitern und Angestellten. Sie sind sehr sensibel und verletzlich bezüglich des Feedbacks, das sie von anderen erhalten. Sie sind extrem zielorientiert und konkurrierend. Sie stecken in alles sehr viel Energie – mehr, als man braucht, um Erfolg zu haben. Sie sind nicht nur depressiv, sie sind erschöpft. Sie „medikamentieren" ihre Depression mit noch mehr Noradrenalin und Dopamin. Sie putschen sich selbst mit Kaffee und nervöser Spannung auf, weil Entspannung fürchterlich für sie ist: Es würde bedeuten, dass sie ihre Gefühle wahrnehmen – inklusive der Depression.

Hinter all dem Vergleichen und Konkurrieren steckt ein Mensch, der sich danach sehnt, bewundert zu werden und gleichzeitig große Angst hat, sich in irgendeinem negativen Sinne von anderen zu unterscheiden. Die Arousal-Depressiven möchten anerkannt werden für ihre Einzigartigkeit und für die Menge an Anstrengungen, die sie unternehmen, weil sie heimlich glauben, unersetzlich und entscheidend für andere zu sein. Sie möchten, dass die Welt von ihnen abhängig ist, weil das die Art von Sicherheit ist, die sie brauchen.

Sie messen sich an Status-Symbolen (die zusätzlich ihren sehr niedrigen Serotoninspiegel steigern), sie wünschen sich für die Zukunft einen guten Job, ein großes Haus oder das beste Büro. Sie glauben, dass sie ihre Bedürfnisse identifiziert haben. Aber sie sind selten genau. Was sie identifiziert haben, ist ihr Bedürfnis nach Status und Bewunderung von der Außenwelt, die flüchtigsten Belohnungen des Lebens.

Jede Inaktivität oder Verlangsamung ihres Lebensstiles ist für sie ausgesprochen bedrohlich und ungemütlich. Sie tun alles, um einen solchen „Slowdown" zu vermeiden, sie verursachen dafür sogar Krisen in ihren Jobs oder in ihrem persönlichen Leben. Wenn die Dinge langsamer oder langweilig werden, ziehen sie um, wechseln ihren Job oder brechen ihre Beziehungen ab – alles, um nur nicht dem Gefühl des eigenen Schmerzes ausgesetzt zu sein[25].

Häufig arbeiten sie wegen des hohen Noradrenalin/Dopaminspiegels sehr viel und sind dann wütend und neidisch auf solche Menschen, die rechtzeitig Feierabend machen können. Aber wenn sie allein sind, kommen sie in Kontakt mit der durch einen tiefen Serotoninspiegel ausgelösten Depression und wissen dann nicht, wohin mit sich, fühlen sich leer, ungebunden, einsam.

Weil Alleinsein ihren Serotoninspiegel noch weiter absenken und sie in Kontakt mit der Depression bringen würde, tun sie alles, um nicht allein zu sein. Sie haben manchmal regelrechte Panikattacken, wenn plötzlich jemand nicht zur Verabredung kommt und sie vielleicht eine oder zwei Stunden allein verbringen müssen. Sie suchen eigentlich fortwährend Kontakt zu anderen Menschen, sind andauernd verabredet, gehen ständig aus, treffen sich mit anderen.

Der hohe Noradrenalin/Dopaminspiegel erlaubt unter Umständen extreme und selbstzerstörerische Verhaltensweisen. Arousal-Menschen können viele Stunden durcharbeiten und dann zu einer Party gehen, um schließlich völlig betrunken ihren Heimweg nur noch mit Unfällen zu bewältigen, die andere Menschen tagelang ans Bett fesseln würden. Sie können dann munter aufstehen und so tun, als wäre nichts gewesen.

Der relativ hohe Dopaminspiegel ermöglicht bulimischen Frauen häufig eine ausgeprägte Kreativität. Sie malen, musizieren, schreiben, produzieren CDs, Flyer, Grafik – und dies auf einem meist sehr hohen Niveau. Gleichzeitig haben sie große Schwierigkeiten, ihre Produkte auch zu verkaufen, denn dabei steht ihnen der sehr tiefe Serotoninspiegel und die dadurch ausgelösten Gefühle von Selbstunwert im Weg. Sie würden nie spontan glauben, dass ihr Produkt jetzt schon wirklich gut genug ist, um es zu verkaufen. Der tiefe Serotoninspiegel verhindert auch manchmal, dass sie sich wirklich wochenlang mit einem Projekt beschäftigen, so dass sie es zu einer möglichen Meisterschaft bringen könnten.

Obwohl sie so sehr viel Energie darin investieren, ihren Noradrenalin/Dopaminspiegel hoch zu halten, sind sie auch häufig mit Verhaltensweisen beschäftigt, die das Ziel haben, den Serotoninspiegel wieder zu steigern. Sie schwanken hin und her zwischen der Ruhe des gehobenen Serotoninspiegels und der Aufregung des hohen Dopamin/Noradrenalinspiegels. Das unterscheidet sie von Menschen, die die Arousal-Depression in ganz „reiner" Form leben, das heißt, die nur nach Erhöhung des Noradrenalin/Dopaminspiegels streben.

Sie leben also auch Verhaltensweisen von Menschen, die genau unter dem gegensätzlichen Typ von Depression leiden, der Satiation- oder „Übersättigungsdepression". Menschen, die unter dieser Depression leiden, sind sich ihrer im Allgemeinen sehr viel stärker bewusst als Menschen, die unter einer Arousal-Depression leiden. Sie verhalten sich vor allem so, dass der Serotoninspiegel gesteigert wird und meiden Situationen, in denen der Noradrenalinspiegel gehoben wird. Und das sind vor allem Situationen, in denen es auf Ruhe und Sicherheit ankommt.

Zwar treibt sich eine bulimisch reagierende Frau oft ständig in Richtung ihrer Ziele und überfordert sich – aber sie sehnt sich auch nach Ruhe. Das bulimische Ritual ist dann der Ausgleich, die Suche nach der sonst nicht „erlaubten" Entspannung. Sie hat wegen der Bulimie das „Recht", die innere Erlaubnis, sich nach einem ereignisreichen Tag zwei Stunden Pause zu gönnen. Die Bulimie gibt ihr die „Ruhe", die sie sich aktiv nicht gestatten würde.

Jeanette musste nach einem anstrengenden Tag noch eine aufreibende und wichtige Arbeit für den nächsten Tag fertig stellen, geriet in Panik und fühlte sich im Stress. Sie „bekam" eine Attacke. Bevor sie die zweite Attacke „bekam", fiel ihr ein, dass sie nach diesem anstrengenden Tag schlicht müde sein könnte, legte sich eine halbe Stunde aufs Sofa und ruhte sich aus. Es war eine neue Erfahrung für sie, sich vor der nächsten Aufgabe erst mal hinzulegen. Danach schaffte sie die Arbeit, nun wirklich ausgeruht und nicht nur „ausgekotzt", mit Bravour.

„Ich hätte mich auch gleich hinlegen können", meinte sie.

„Dem ist nichts hinzuzufügen", antwortete ich.

Die wichtigsten Abhängigkeiten oder Süchte, die auf den Serotoninspiegel wirken, sind dauerndes, unkonzentriertes Fernsehen (der Fernseher läuft, sowie man die Wohnung betritt und dudelt vor sich hin), exzessiver Zucker-Konsum, Alkohol, Zigaretten und Marihuana[26]. Das sind ziemlich genau die Süchte, denen eine bulimisch reagierende Anna in aller Regel frönt. All diese Stoffe wirken entweder direkt oder indirekt auf das serotonerge System. Sie betäuben eher, als dass sie aufmuntern wie z.B. Kokain. Sie mildern die durch Serotoninmangel ausgelöste Depression kurzfristig und stabilisieren sie langfristig.

Der Übersättigungs- oder Satiation-Typ reagiert in Fight-or-Flight-Situationen mehr mit Passivität, der Arousal-Typ meist, aber nicht immer, eher mit Aggression. Das macht beide Persönlichkeitstypen für eine jeweils bestimmte Form der Depression anfällig, weil dabei bestimmte Verhaltensweisen unterstützt werden, die man schließlich irgendwann für „normal" hält – und diese wirken sich auf die Gehirnchemie aus. Eine bulimische Frau reagiert in der überwiegenden Mehrzahl der Situationen eher mit Passivität, je stärker sie allerdings zur Anorexie tendiert, umso mehr mit Aggressivität.

Ein sehr tiefer Serotoninspiegel macht, wie gesagt, viel Angst. Bulimisch reagierende Frauen haben die Begabung zu einem erfüllten Leben, sie haben die Energie – aber die Angst lähmt sie, und so lange sie Angst haben, versuchen sie, Beziehungen und ihre Umwelt zu kontrollieren. Sie sind mit dem Versuch beschäftigt, einen abgesunkenen Serotoninspiegel schnell – mit kurzfristigen Lösungen – wieder anzuheben. Sie verwechseln die Gefühle, die durch einen abgesunkenen

Serotoninspiegel ausgelöst werden, mit der Realität. Sie glauben, dass sie unfähig sind, anstatt zu registrieren, dass es der niedrige Serotoninspiegel ist, der ihnen das Gefühl gibt, unfähig zu sein. Sie werden häufig zum „People-Pleaser". Sie verhalten sich offen positiv und drücken niemals ihre eigenen Bedürfnisse oder Wünsche aus. Menschen zu gefallen ist ein Weg, Sicherheit zu herzustellen. Es bedeutet, dass man nicht allein gelassen wird.

Sie sind auch perfektionistisch und möchten alles an ihrem richtigen Platz haben: auch das gibt ihnen ein Gefühl von Sicherheit. Kellnern ist eine Verhaltensweise, die den Serotoninspiegel steigert, denn alles, was Ordnung schafft, steigert – so Joel Robertson – auch den Serotoninspiegel. Kellnern ist für eine bulimische Frau „ideal", und daher lieben es viele bulimisch reagierende Frauen, zu kellnern. Man kann ständig Ordnung machen, für andere da sein, wird gesehen und vielleicht bewundert, ohne allerdings wirklich länger im Kontakt zu sein. Die ständige Bewegung verbrennt kurzfristig Noradrenalin und Dopamin, löst Angst und steigert den Serotoninspiegel, was ein Gefühl von Ruhe und Sicherheit gibt – aber wenig Einkommen. Bulimisch reagierende Frauen sind oft sehr begabt und haben meistens wenig Geld.

Bulimisch reagierende Frauen leiden häufig unter der Unfähigkeit, manchmal sogar der Weigerung, ein starkes Gefühl für das „Selbst" zu entwickeln, ein Wertesystem, das in schwierigen Situationen ein Kompass sein könnte. Sie sind nicht nur unfähig zu sagen „Das bin ich", sie sind auch unfähig, es zu fühlen, ganz besonders in fordernden Situationen. Niemand hat sie jemals nach ihren tatsächlichen Bedürfnissen gefragt, daher haben sie schlicht nicht gelernt, ihre eigenen Bedürfnisse zu definieren.

Das Problem ist, dass ihre Art der Depression einen so hohen Noradrenalinspiegel heraufbeschwört und dass es, wenn zusätzlich durch irgendein Ereignis der Serotoninspiegel noch weiter abfällt, es zu einer Heißhungerattacke kommt. Und so erhält eine bestimmte chemische Baseline ein bestimmtes Set von Verhaltensweisen aufrecht – und das wiederum die Bulimie.

7. Kapitel: Zucker, Fett und Bulimie
Wie falsche Ernährung in Bulimie und Binge Eating hineinführt und sie stabilisiert

Eines der wichtigsten Symptome bei Serotoninmangel in Gehirn und Rückenmark ist die Gier nach Kohlenhydraten.

Bei dem Versuch, das serotonerge System mittels Zucker und Weißmehl zu stabilisieren, wird es erstens immer instabiler – das heißt, der Serotoninspiegel sinkt langfristig und steigt nicht –, und zweitens entsteht Sucht. Sucht auf Zucker und noch mehr Weißmehl, was schließlich in einem Teufelskreis endet, bei dem der Serotoninspiegel immer weiter absinkt und daher immer mehr Zucker und Weißmehl gebraucht wird. Das hängt mit der Art und Weise zusammen, wie der menschliche Körper und das menschliche Gehirn Serotonin herstellt: Bulimie ist nur zu verstehen, wenn man weiß, wie Serotonin im Gehirn gebildet wird.

Während Serotonin im Körper kein Problem ist, weil es mit der Nahrung aufgenommen wird, muss es im Gehirn mühsam aus bestimmten Ausgangsstoffen gebildet werden. Und dafür braucht man Glucose.

Interessanterweise wird Serotonin aber nicht aus Glucose produziert, sondern aus einer Aminosäure: Tryptophan.

Der Aufbau von Serotonin

Vom Moment der Nahrungsaufnahme an ist es ein langer Weg, bis schließlich Serotonin im Gehirn aufgebaut wird und zur Verfügung steht. Es ist wie eine Kette, und jede Kette ist nur so stark wie ihr schwächstes Glied. Das Fehlen eines einzigen Gliedes in dieser Kette kann Essstörungen mit auslösen oder aufrechterhalten.

Im menschlichen Körper zirkulieren ca. 10 Milligramm Serotonin, nur ein Milligramm davon findet sich im Gehirn. Von diesem einen Milligramm wiederum sind 90% in der Epiphyse lokalisiert, so dass schließlich nur 0,1% des gesamten im Körper zirkulierenden Sertonins für das zentrale serotonerge System im Gehirn und Rückenmark verbleibt. Wenn diese Menge vorhanden ist, geht es dem Menschen gut, und das Serotonin erfüllt seine Aufgaben[1].

Der Aufbau von Serotonin
Zitiert nach Elizabeth Somer, Zeichnung wurde verändert

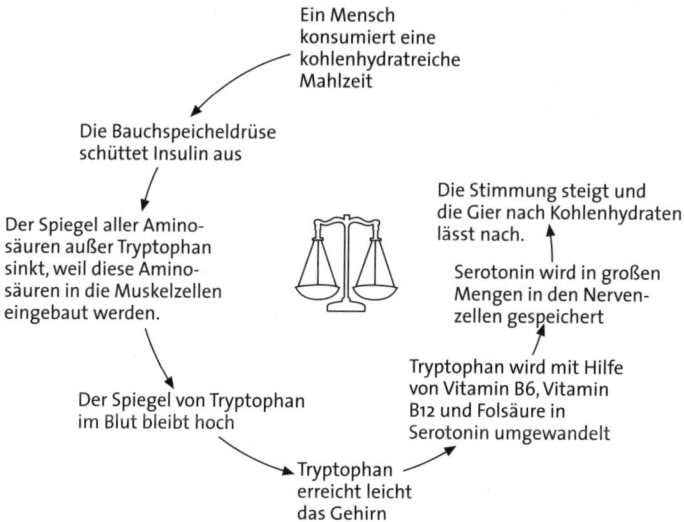

1. Die Ausgangssubstanz für Serotonin, das Tryptophan, muss mit der Nahrung aufgenommen werden, es muss also in der täglichen Nahrung auch vorhanden sein. Der Mensch braucht ca. 0,25 Gramm am Tag, bei einer normalen Nahrungsaufnahme werden durchschnittlich 1-1,5 Gramm Tryptophan aufgenommen.

Tryptophanarme Diäten haben einen sehr starken Einfluss auf die Serotoninsynthese, wohingegen eine Tryptophan-Supplementation, eine verstärkte Gabe von Tryptophan, zu einer Stimulation der Serotoninsynthese führt[2].

Da bulimische Anfälle, ebenso wie Heißhunger ohne Erbrechen, nach diesem Modell durch einen Mangel an Serotonin ausgelöst werden, ist eine eiweißreiche Ernährung Voraussetzung für eine Heilung.

2. Nicht alles mit der Nahrung aufgenommene Tryptophan wird auch tatsächlich ins Gehirn transportiert. Sehr viel Tryptophan wird im Körper abgebaut oder für andere Stoffwechselprozesse verbraucht, bevor es ins Gehirn gelangen kann. Nur etwa 1% des aufgenommenen Tryptophans wird zu Serotonin umgewandelt.

Wie viel Tryptophan letztlich ins Gehirn gelangt, hängt ganz bedeutend davon ab, wie viel Stress ein Mensch hat. Je mehr Stress, desto mehr Tryptophan wird im Körper verbraucht, desto weniger Tryptophan steht für das Gehirn zur Verfügung, desto weniger Serotonin, desto mehr Heißhunger[3].

3. Selbst wenn Tryptophan in ausreichender Menge im Körper vorhanden ist, muss es ins Gehirn transportiert werden. Dafür ist vor allem das Hormon Insulin indirekt zuständig. Wenn dieser Transportweg nicht funktioniert, nützt es nichts, Tryptophan mit der Nahrung aufzunehmen, es gelangt nicht ins Gehirn.

Zucker hilft kurzfristig, das serotonerge System zu stabilisieren und schadet ihm langfristig. Wenn zuviel Zucker konsumiert wird, gelingt der Transport von Tryptophan ins Gehirn irgendwann nicht mehr richtig.

4. Im Gehirn muss Tryptophan zu Serotonin umgewandelt werden. Dabei gibt es den schon erwähnten geschwindigkeitslimitierenden Schritt: Nicht alles verfügbare Tryptophan kann sofort in Serotonin umgewandelt werden. Damit die Umwandlung gelingt, bedarf es bestimmter Vitamine, Mineralstoffe und Spurenelemente. Wenn diese in

der Nahrung fehlen, kann nicht genug Serotonin aufgebaut werden. Wenn nur einer dieser Schritte aus irgendeinem Grunde nicht funktioniert, kommt es zu einem Serotoninmangel im Gehirn und somit zu den beschriebenen Heißhungeranfällen bzw. allen anderen Mangelsymptomen von Serotonin.

1. Die Ausgangssubstanz: Tryptophan in der Nahrung
Tryptophan ist eine der acht sogenannten essenziellen Aminosäuren, die der Körper nicht selbst herstellen kann und die daher unbedingt mit der täglichen Nahrung zugeführt werden müssen.

Tryptophan ist in den meisten Nahrungsmitteln eher wenig vorhanden. Das gewöhnliche, mit der Nahrung aufgenommene Eiweiß enthält nur ca. 1,5 % Tryptophan. Eine ausführliche Anleitung, welche Lebensmittel gegessen werden sollten, um einen stabilen Serotoninaufbau zu gewährleisten, findet sich in Kapitel 9.

Viele Menschen leiden unter Eiweißmangel – und zwar häufig, ohne es zu wissen[4]. Es gibt Untersuchungen, wonach in Familien von Menschen, die später an Depressionen erkranken, der Tryptophanspiegel im Blut häufig zu niedrig ist.

Eiweißmangel hat verschiedene Ursachen. Einmal kann es sich um eine Ernährung handeln, bei der aus irgendeinem Grunde Eiweiß fehlt. Das können falsche Diäten sein oder Unterernährung, Magersucht oder Krankheiten. Wenn eine Frau Bulimie praktiziert, leidet sie sehr häufig unter Eiweißmangel. Sie sieht schlank, aber nicht abgemagert aus, und daher kommt ihre Umgebung gar nicht auf den Gedanken, dass ihr dennoch ganz entscheidende Nährstoffe fehlen könnten.

Anna, im Zustand eines Heißhungeranfalles, beginnt mit Zucker, Kuchen, Süßigkeiten. Kohlenhydrate gelangen sehr schnell durch den Magen in den Dünndarm. Eiweiß dagegen muss erst 1-2 Stunden im Magen vorverdaut werden, bevor es den Dünndarm erreicht[5]. Selbst wenn Anna noch etwas Käse oder Joghurt äße – das Eiweiß hätte keine Chance, in Magen und Dünndarm in Aminosäuren zerlegt zu werden und in ihren Stoffwechsel zu gelangen. Die Glucose dagegen schon.

Anna ist nicht unterernährt, aber fehlernährt, und das stabilisiert ihre Bulimie.

2. Der Verbrauch im Stoffwechsel: Wieviel Tryptophan bleibt für die Serotoninproduktion im Gehirn schließlich übrig?

Tryptophan hat im Stoffwechsel noch andere, sehr wichtige Aufgaben, die teilweise Vorrang haben und daher dessen Verfügbarkeit für die Serotoninproduktion in Gehirn und Rückenmark stark reduzieren können. Serotonin ist für das Überleben nicht so wichtig wie andere Stoffwechselaufgaben, und der Körper verwendet das vorhandene Tryptophan entsprechend einer Hierarchie, die das Überleben des Organismus sichern soll[6].

Eine der wichtigsten Aufgaben von Tryptophan im Körper, also außerhalb von Gehirn und Rückenmark, ist, sicherzustellen, dass genügend Niacin (Vitamin B3) zur Verfügung steht.

Niacin ist für die Energieproduktion in der Zelle wichtig. Ohne ausreichend Niacin wäre das Überleben des Körpers gefährdet, weil das Gewebe mangels Versorgung mit Energie schnell absterben würde. Niacin ist so unbedingt lebenswichtig, dass der Körper ein Sicherungssystem eingerichtet hat, welches ermöglicht, Niacin aus Tryptophan zu bilden. 60 mg Tryptophan können zu einem 1mg Niacin umgewandelt werden[7].

Niacin ist vor allem in eiweißreicher Nahrung enthalten, weniger in Gemüse oder Vollkorn. Bei einer eiweißarmen Ernährung fehlt nicht nur Tryptophan, sondern vor auch Niacin. Bei Niacin-Mangel wird zuerst das vorhandene Tryptophan in Niacin umgewandelt. In diesem Fall werden die Restchen von Tryptophan zuerst für Niacin verstoffwechselt – und es bleibt nichts übrig für die Serotoninproduktion.

Einer der schlimmste Feinde von Niacin ist Zucker und Weißmehl. Je mehr davon konsumiert wird, desto weniger Niacin, desto mehr Tryptophan wird verstoffwechselt und fehlt für den Serotoninaufbau[8].

Ein weiterer entscheidender Faktor für die Verfügbarkeit von Tryptophan ist Stress.

Stress reduziert beim Menschen generell die Eiweißvorräte, weil das vorhandene Eiweiß zur Bildung von Stresshormonen genutzt wird: Je mehr Stress, desto weniger Tryptophan, desto weniger Serotoninproduktion. Deshalb ist man bei Stress erstens häufig genervt und hat zweitens oft Appetit auf Schokolade.

Entzündliche, bakterielle oder virale Infektionen im Körper können ebenfalls die Menge des verfügbaren Tryptophans im Blut vermindern, weil bei diesen Prozessen ebenfalls verstärkt Tryptophan abgebaut wird[9].

Doch angenommen, die Ernährung wäre so ausgewogen, dass sowohl genügend Tryptophan als auch genügend Niacin zur Verfügung stünde – es würde noch nicht bedeuten, dass der Serotoninaufbau auch immer gelingt.

Damit aus Tryptophan schließlich zu Serotonin wird, muss es ins Gehirn gelangen und kann erst dort zu Serotonin umgewandelt werden. Und dieser Schritt ist nicht einfach.

3. Der Transport von Tryptophan ins Gehirn
Es wäre schön, wenn man Serotonin einfach essen könnte – aber das geht nicht. Das Gehirn ist vom peripheren Blutkreislauf, also vom Körper, durch ein Filtersystem abgeschirmt, das das Gehirn vor Stoffen schützen soll, die verheerende Folgen für die Funktionsweise dieses Organs haben könnten. Dieses Filtersystem nennt man „Blut-Hirn-Schranke".

Durch diese Blut-Hirn-Schranke passen nur Moleküle, die eine bestimmte Größe haben oder die sich an ein entsprechendes Transportmolekül „anhängen" können. Das fertige Serotonin ist dafür zu groß. Aus diesem Grunde kann man auch keine Medikamente herstellen, die Serotonin enthalten und das Problem einfach mittels einer Tablette lösen.

Bestimmte Moleküle, die das Gehirn für seine Funktionsweise braucht, können diese Blut-Hirn-Schranke nur mit Hilfe eines Transportmoleküls passieren, sozusagen einem Taxi[10]. Diese „Taxis" nennt man auch „Carrier-Moleküle". Im Gehirn wird nun nicht nur Trytophan gebraucht, sondern auch eine ganze Reihe anderer sogenannter neutraler Aminosäuren, die für den Hirnstoffwechsel ebenfalls von großer Bedeutung sind, besonders Leuzin, Isoleuzin, Phenylalanin und Tyrosin. Es gibt aber nur ein Carrier-System für alle Aminosäuren, die ins Gehirn transportiert werde müssen. Tryptophan „konkurriert" mit den anderen neutralen Aminosäuren, und die andern sind zahlreicher vertreten als Tryptophan – folglich kriegen nur wenige Tryptophanmoleküle ihr Taxi und gelangen ins Gehirn[11].

Je höher also die Konzentration von Tryptophan im Blut im Vergleich zu den anderen konkurrierenden Aminosäuren, desto mehr Tryptophan kann ins Gehirn gelangen, und desto mehr Serotonin kann daraus aufgebaut werden.

Und hier spielt das Hormon Insulin eine entscheidende Rolle.

Insulin ist allgemein bekannt als das Hormon, das dabei hilft, den Blutzuckerspiegel wieder zu senken, indem es Glucose in die Zellen hineintransportiert und ihnen so die dringend benötigte Energie verschafft. Aber Insulin entfernt nicht nur Zucker aus dem Blut, es versorgt auch die Muskeln mit Aminosäuren. Je mehr Insulin ausgeschüttet wird, desto mehr der 7 konkurrierenden Aminosäuren werden in die Muskeln eingebaut[12].

Nur das Tryptophan bleibt zurück, und die Konzentration des Tryptophans im Blut steigt im Verhältnis zur Menge der anderen neutralen Aminosäuren an. Somit gelangt mehr Tryptophan ins Gehirn und kann zu Serotonin umgebaut werden: Die Stimmung bessert sich, der Heißhunger verschwindet.

Kein anderer Transmitter außer dem Serotonin bedient sich dieses Transportmechanismus. Vereinfacht ausgedrückt: Je höher der Blutzuckerspiegel, desto höher Insulinspiegel, desto höher der Serotoninspiegel[13].

Der Serotoninspiegel ist also an die Höhe des Insulinspiegels gebunden, und da der Insulinspiegel letztlich den Blutzuckerspiegel „spiegelt", auch an die Höhe des Blutzuckerspiegels.

Wenn der Blutzucker- und mit ihm der Insulinspiegel absinkt, strömen die Aminosäuren aus den Zellen wieder ins Blut, und an der Blut-Hirn-Schranke konkurrieren zu viele Aminosäuren um den Zutritt ins Gehirn. Dann sinkt die potenzielle Menge des verfügbaren Tryptophans im Blut und somit die Menge des produzierten Serotonins im Gehirn[14].

Der einzige Weg, eine genügend hohe Insulinausschüttung zu provozieren, wenn wegen Serotoninmangels Tryptohan ins Gehirn transportiert werden muss, sind lt. Judith Wurtman Kohlenhydrate – komplexe Kohlenhydrate oder einfach Zucker[15]. Aber der Weg über den einfachen Zucker hat andere Folgen als der Weg über komplexe Kohlenhydrate.

Mahlzeiten, die den Aufbau von Serotonin stimulieren sollen, müssen überwiegend Kohlenhydrate enthalten und sehr wenig Protein (was nicht heißt, dass Protein schlecht ist!). Denn wenn bei einer Mahlzeit sehr viele Kohlenhydrate und eher wenig Proteine gegessen werden, steigt die Menge des verfügbaren Tryptophans wiederum relativ zur Menge der anderen Proteine, was die Chance erhöht, dass Tryptophan ins Gehirn gelangt und dort zu Serotonin umgewandelt wird. Wenn sehr wenig Aminosäuren im Blut sind, kann Tryptophan schnell ins Gehirn gelangen, und der Serotoninspiegel steigt fast augenblicklich an.

Um genügend Serotonin aufzubauen, genügt ein Verhältnis von 5:1, 5 Teile Kohlenhydrate und 1 Teil Protein.

Ein recht bekannter deutscher Arzt empfiehlt derzeit eine Diät, bei der man vier Eiweiß-Shakes am Tag in Kombination mit Obst oder Gemüse konsumieren soll, und verspricht einen Gewichtsverlust von 0,5 – 1 kg am Tag. Das ist ungefähr das falscheste, was man tun kann, wenn man unter Bulimie und Binge Eating leidet. Da der Proteinanteil in solchen Mahlzeiten zu hoch ist, ist der Serotoninaufbau im Gehirn viel zu gering. Wie Judith Wurtman gezeigt hat, verändert sich nach drei Wochen einer solchen Diät der Hirnstoffwechsel so stark, dass es sehr wahrscheinlich zu einem ausgeprägten Appetit auf Kohlenhydrate kommt. Man nimmt schneller wieder zu, als man gucken kann[16].

4. Die Umwandlung von Tryptophan zu Serotonin im Gehirn
Ist das Tryptophan im Gehirn angekommen, muss es über einen Zwischenschritt in Serotonin umgewandelt werden. Der Zwischenschritt heißt „5-Hydroxytryptophan". Für diesen Umwandlungsschritt werden mindestens folgende Vitamine gebraucht: Vitamin B6, Vitamin B12 und Folsäure. Wenn diese Vitamine fehlen, wird ebenfalls zu wenig Serotonin aufgebaut.

Mareike, Britta, Nina und Anna kellnern, manchmal 10 Stunden hintereinander. Sie rauchen. Sie sind keine Alkoholiker, aber sie trinken Alkohol. Sie trinken Kaffee. Sie tanzen in der Disco, sie joggen, sie studieren, sie haben Freunde, sie schlafen wenig. Sie praktizieren Bulimie, ein immenser seelischer und körperlicher Stress. Der Zucker, den sie bei einer Attacke zu sich nehmen, verbraucht bei seiner Verstoffwechselung Vitamine und Mineralstoffe, die an anderer Stelle fehlen.

All das reduziert ihre Vitaminvorräte in einem Ausmaß, dass sie kaum eine Chance haben, dem niedrigen Serotoninspiegel, ausgelöst durch einen biochemischen Mangel, zu entgehen.

Wer der Bulimie in einer angemessenen Zeit entgehen will, braucht Vitamine und Mineralstoffe extra. Gesunde Nahrung braucht er trotzdem, denn gesunde Nahrung enthält Vitalstoffe, die nicht in Vitaminpräparaten enthalten sind.

Zucker und Bulimie

Der ständige Versuch, einen niedrigen Serotoninspiegel mit Zucker auszugleichen, führt nicht nur dazu, dass man zunimmt, er verschlimmert auch das Problem des Serotoninmangels.

Alles, was den Blutzuckerspiegel destabilisiert, destablisiert indirekt auch den Serotoninspiegel.

Glucose ist die Hauptenergiequelle des Körpers. Gehirn und Nerven können ausschließlich mit Glucose arbeiten bzw. leben. Das Gehirn verstirbt binnen weniger Minuten, wenn es keine Glucose mehr zur Verfügung hat. Aber was ist Glucose und was sind Kohlenhydrate?

Kohlenhydrate

Kohlenhydrate bestehen aus einzelnen Bausteinen, den so genannten Sacchariden. Je nachdem, wie viele einzelne Bausteine zu einem Molekül verknüpft werden, unterscheidet man:

Einfachzucker (Monosaccharide)
Zweifachzucker (Disaccharide)
Vielfachzucker (Polysaccharide)

Monosaccharide sind Fruktose (Fruchtzucker), Glucose (Traubenzucker) und Galaktose.

Disaccharide sind Saccharose (Rohr oder Rübenzucker, der weiße Haushaltszucker), zusammengesetzt aus einem Molekül Fruktose und einem Molekül Glucose; Maltose (Malzzucker, der Zucker, der in Bier enthalten ist), zusammengesetzt aus zwei Teilen Glucose; und Laktose (Milchzucker), der Zucker, der die Milch süß macht und der aus einem Teil Glucose und einem Teil Galaktose zusammengesetzt ist.

Polysaccharide sind Zellulose, Stärke und Glykogen. Sie bestehen aus mehr als 1000 Bausteinen Glucose. Man nennt sie auch „komplexe Kohlenhydrate"[17].

Der Körper selbst kann wenig (ca. 300 – 400g) Glucose in Form von Glykogen in der Leber und in den Muskeln speichern. Zur Stabilisierung des Blutzuckers steht nur das Glykogen der Leber zur Verfügung[18]. Wesentlich ist jedoch, wie viel Glucose im Blut gelöst ist, denn das ist der Brennstoff, der für Gehirn und Nerven verfügbar ist. Der im Blut gespeicherte „Blutzucker" reicht unter normalen Umständen für ca. 3 – 4 Stunden. Das ist auch genau die Zeit, in welcher der Serotoninspiegel im Gehirn stabil bleibt[19].

Als „Blutzuckerspiegel" oder auch „Blutglucosespiegel" bezeichnet man die Menge an Glucose (Einfachzucker), die im Blut gelöst schwimmt. Normale Blutzuckerwerte liegen zwischen 85 und 105 Milligramm Glucose pro 100 Milliliter Blut[20].

Wenn dieser Wert überstiegen wird, schüttet die Bauchspeicheldrüse das Hormon Insulin aus. Die Symptome eines niedrigen Blutzuckerspiegels sind für den Körper ebenso gefährlich wie die eines zu hohen Blutzuckerspiegels. Allerdings scheint es so zu sein, dass wenn der Blutzuckerspiegel längerfristig zu hoch ist, der Körper anfängt, diesen Wert für den „Normalwert" zu halten und ein Absinken unter diesen Normalwert ebenfalls mit Unterzuckerungssymptomen beantwortet, obwohl faktisch keine Unterzuckerung (Hypoglykämie) vorliegt.

Von der Verfügbarkeit von Glucose für Gehirn-, Muskel- und Nervenzellen hängt der Energielevel eines Menschen ab: Je mehr Glucose für die Zelle zur Verfügung steht, desto mehr „Energie" hat der Mensch. Hunger, Müdigkeit etc. entsteht, wenn in den Zellen des Körpers Glucosemangel herrscht. Diesen Zustand nennt man auch Hypoglykämie. Hypoglykämie tritt etwa 20 Minuten nach dem Essen von zuviel Zucker auf. Sie macht sich bemerkbar als ein Leistungsknick, einhergehend mit einer abnormen Müdigkeit, Kopfschmerzen, Frösteln, manchmal Schweißausbrüchen und Herzklopfen. Die psychischen Symptome der Hypoglykämie sind Konzentrationsschwäche, Vergesslichkeit, Launenhaftigkeit, verminderte Belastbarkeit, emotionale Instabilität, depressive Gefühle, Gereiztheit, Ungeduld, Störung der Gedächtnisfunktion, Antriebslosigkeit, gestörte Sinneswahrnehmung, Verwirrtheit, Bewusstseinstrübung[21].

Lebensmittel unterscheiden sich hinsichtlich dessen, wie viel Glucose sie enthalten und wie hoch die Blutzuckerwerte nach ihrem Konsum sind.

Der am stärksten Blutzucker und Insulin stimulierende Teil bei allen Zuckern ist immer die Glucose. Während Fruktose zuerst die Leber passieren muss, um in Glucose umgewandelt zu werden, geht die Glucose sehr schnell ins Blut über. Fruktose bewirkt, wie gesagt, keine so hohe Insulinausschüttung wie Glucose. Das gleiche gilt für Galaktose[22].

Jedes Mal, wenn Kohlenhydrate verdaut werden, schüttet die Bauchspeicheldrüse Insulin aus. Je höher der Ausschlag des Blutzuckerwertes „nach oben", desto mehr Insulin wird ausgeschüttet – meist sogar zuviel, weil sich die Bauchspeicheldrüse bei der benötigten Menge regelrecht verkalkuliert. Das Insulin tut seinen Dienst und senkt den Blutzuckerspiegel sehr schnell. Es treibt den Zucker zuerst in die Muskel- und Leberzellen, und das Gehirn nimmt sich seinen Anteil. Da Nerven-, Leber- , Gehirn- und Muskelzellen nur eine sehr begrenzte Menge an Glucose aufnehmen bzw. speichern können, wird der überschüssige Rest in Fett umgewandelt – ebenfalls unter dem Einfluss von Insulin – und gespeichert. Wenn die Insulinwerte sehr hoch sind, läuft dieser Prozess sehr schnell ab[23].

Wenn das Insulin auch noch das letzte Restchen Glucose in die Zellen, häufig die Fettzellen transportiert hat, steht faktisch die benötigte Energie nicht mehr zur Verfügung. In diesem Zustand fehlt dem Körper Energie, auch dann, wenn er übergewichtig ist oder eigentlich genug Energie vorhanden wäre. Besonders der Energieumsatz der Nervenzellen ist für das Gehirn eine wichtige Messgröße, um festzustellen, ob genug davon zur Verfügung steht. Wenn diese Nervenzellen „Mangel" funken, denkt das Gehirn, dass Energie fehlt und produziert über die Ausschüttung bestimmter Hormone erneut „Hunger"[24].

Während es also für eine rasche Stimmungsverbesserung, verbunden mit einer raschen Stabilisierung des serotonergen Systems, interessant ist, eine hohe Insulinausschüttung zu provozieren, indem man rasch viele Kohlenhydrate zu sich nimmt, führt dies umgekehrt auch wieder schnell zu starken Hungergefühlen – und zwar ganz besonders nach Süßem.

Der Hypothalamus nämlich erhält die Nachricht vom sinkenden Insulin- bzw. Blutzuckerspiegel und reagiert. Da ein niedriger Blutzuckerspiegel für das Gehirn sehr gefährlich ist, programmiert er Essgelüste, die den gefährlichen Glucosemangel schnell wieder ausgleichen können. Das heißt, man bekommt Appetit auf Kohlenhydrate, die sehr viele Glucosemoleküle enthalten, meist also auf alle zuckerhaltigen, schokoladehaltigen, süßen oder auch salzigen, stark glucosehaltigen Nahrungsmittel. Es ist also nicht nur so, dass das Gehirn „sein" Serotonin braucht, es verlangt auch nach „seiner" Energie.

Für den Organismus geht es um die Balance des Blutzuckerspiegels, und diese ist für ihn akut und jetzt lebenswichtig. Daher ist der Appetit dann stärker als der Wille, das heißt, das Gehirn sendet immer dringlichere Bilder, wie verlockend jetzt ein Hörnchen, ein Stück Schokolade, eine Cola etc. wären[25].

Diese Lebensmittel werden sehr schnell verdaut (sie enthalten keine Ballaststoffe, und die enthaltene Glucose gelangt praktisch sofort ins Blut) und steigern den Blutzuckerspiegel sehr stark. Daher schüttet die Bauchspeicheldrüse erneut Insulin aus, um den Blutzuckerspiegel wieder zu senken. Der Insulinspiegel ist jetzt sehr hoch, und das Insulin treibt die Glucose in die Zellen.

Insulin- und Blutzuckerspiegel sinken jetzt zu schnell und zu tief ab, die Nervenzellen, die Messgrößen für „Hunger", haben zu wenig Energie, und der Heißhunger beginnt von vorne.

Das ständige Schwanken des Blutzuckerspiegels und mit ihm des Insulinspiegels ist mit einer der wichtigsten Gründe, warum Bulimie erst entsteht und sich dann jahrelang fortschreibt.

Die ständige übermäßige Insulinausschüttung, provoziert durch zu viel Zuckerkonsum, führt mit der Zeit zu einem Abbau der Rezeptoren auf Muskel- und Nervenzellen. Insulin ist, wie schon dargestellt, ein Hormon, das die Aufgabe hat, Aminosäuren (Eiweiß) und Glucose (Zucker) in die Zellen hineinzuschleusen. Dies dient der Energiegewinnung, aber auch z.B. dem Muskelaufbau. Insulin kann dies jedoch nur, wenn es „seine" Rezeptoren auf der Zellmembran findet.

Wenn Insulin viele passende Rezeptoren findet, kann es viel Energie in die Zellen hineinschleusen. Dann ist ein Körper insulinsensitiv – ein Zustand, in dem man viel Energie zur Verfügung hat.

Bei der Reaktion mit der Zelloberfläche wird Insulin abgebaut. Und bei diesem Vorgang wird auch ein Spurenelement verbraucht, nämlich Chrom. Immer, wenn Insulin im Körper Zellen mit Energie versorgt, braucht es Chrom. Fehlt Chrom, haben die Zellen Energiemangel, also „Hunger", und melden dies auch dem Hypothalamus. Wenn ausreichende Chrommengen in der richtigen Form vorhanden sind, dann sind geringere Mengen Insulin erforderlich, um die gleiche Wirkung zu erzielen.

Chrom reguliert zusammen mit Niacin den Blutzuckerspiegel. Wenn beides fehlt, kommt es sicher zu Blutzuckerproblemen.

Chrom trägt zu einem dichten Netz an Rezeptoren auf der Zelloberfläche bei. Wenn es fehlt, kommt es zu Heißhungeranfällen und Insulinresistenz, weil der Blutzuckerspiegel nicht mehr reguliert werden kann[26]. Sind langfristig keine oder zu wenig Insulinrezeptoren vorhanden, kann Insulin nicht mehr gebunden werden und nichts mehr in die Zellen hineintransportieren – diesen Zustand der Zellen nennt man Insulinresistenz. Auch der Blutzuckerspiegel wird bei Insulinresistenz nicht mehr gesenkt und bleibt daher ebenfalls zu hoch – was wiederum eine Menge Folgeschäden mit sich bringt.

Wenn die Muskeln insulinresistent sind, kann Insulin keine Aminosäuren in die Muskeln hineintransportieren. Es gelangt zu wenig Tryptopohan ins Gehirn, und der psychologische Hunger kann nicht mehr befriedigt werden. Diabetiker haben sowohl psychologischen als auch physiologischen Heißhunger. Aber auch die meisten übergewichtigen Menschen leiden unter Insulinresistenz.

Je mehr die Zellen insulinresistent werden, desto mehr Insulin schüttet die Bauchspeicheldrüse aus, denn die Zellen benötigen dringend Glucose bzw. Aminosäuren. Dabei werden die Zellen immer insulinresistenter.

Insulinresistenz ist die Folge einer ständigen Überstimulierung der Muskelzellen. Fatalerweise führt genau diese Überstimulierung am Ende des Teufelskreises in eine Situation, in der man immer mehr Appetit auf Kohlenhydrate bekommt, was die Lösung – nämlich die Reduktion von Kohlenhydraten – immer mehr blockiert.

Durch Insulinresistenz wird der Transport von Tryptophan ins Gehirn verhindert,
| dadurch wird die Serotoninproduktion unterdrückt,
| wodurch es zu Ess- und Trinkgelagen kommt,

- was zu Chromabbau führt,
- was eine erhöhte Insulinresistenz bedeutet[27].

Je öfter jemand in den psychologischen Hunger hineingerät und hohe Mengen an Glucose konsumiert und je stärker die Insulinresistenz wird, desto weniger ist er imstande, das Gefühl für „satt" wahrzunehmen, weil ja das Sättigungssignal im Gehirn nicht mehr aufgebaut werden kann.

Zucker ist eine kurzfristige „Lösung" für ein Problem, das langfristig zu einem Desaster führt. Zucker senkt langfristig die Verfügbarkeit von Serotonin im Gehirn, und daher begünstigt der Konsum von Zucker und Weißmehl Bulimie. Und zwar lange, bevor selbige ausbricht.

Warum der Serotoninaufbau trotz Erbrechen funktioniert

Ein bulimisches Ritual dauert zwischen 20 Minuten und manchmal mehreren Stunden.

Die Zeit, in der Anna isst und wieder erbricht, reicht aus, dass trotz des Erbrechens genügend Kohlenhydrate in den Blutstrom gelangen, um eine wirksame Insulinausschüttung provozieren zu können. Hinzu kommt, dass die Bauchspeicheldrüse bereits Insulin ausschüttet, wenn Süßes nur geschmeckt wird.

Kalorien kann man erbrechen, Insulin jedoch nicht. Das ausgeschüttete Insulin tut also auch nach dem Erbrechen seine Wirkung und transportiert das im Blut immer noch vorhandene Tryptophan ins Gehirn. Serotonin kann gebildet werden, und die stimmungsverändernde Wirkung ist erreicht. Auf diesem Wege kann man sich auch satt fühlen, ohne wirklich gegessen zu haben. Da Insulin auch dann ausgeschüttet wird, wenn man Zucker nur schmeckt, funktioniert auch der sogenannte „Mundhunger", bei welchem die Nahrung im Mund behalten und wieder ausgespuckt wird.

Dies ist ein Argument dafür, dass Zucker als Suchtmittel auch dann wirken kann, wenn er wieder abgegeben wird. In diesem Falle wird nicht die primäre Wirkung des Suchtmittels gesucht wie bei anderen Drogen, sondern die körperliche Reaktion auf Zucker, die Insulinausschüttung. Diese wird angestrebt und auch erreicht.

Aber nach einer „Fressattacke" mit einer sehr hohen glykämischen Ladung ist besonders viel Insulin im Blut. Die Bauchspeicheldrüse stellt sich auf die angenommene Menge der Glucose ein, wenn über die Geschmacksnerven im Mund die Nachricht kommt, dass jetzt bald sehr viel Glucose zu verstoffwechseln ist, und schüttet zuviel Insulin aus. Das durch den Vorgang des Erbrechens quasi „arbeitslos" gewordene Insulin fegt jetzt sehr schnell die letzten Reste von Glucose und Aminosäuren in die Zellen.

Da das Insulin nicht erbrochen wird, reagiert es im Körper und verbraucht unter anderem sehr viel Chrom. Etwas Zucker wird zudem im Darm verstoffwechselt, denn die Zeit zwischen Essen und Erbrechen ist dafür ausreichend (aber nicht für Eiweiß!), und dabei werden dem Körper die dringend benötigten B-Vitamine entzogen.

All das führt dazu, dass Anna, obwohl sie die aufgenommenen Kohlenhydrate wieder erbrochen hat, trotzdem die Probleme eines zu hohen Zuckerkonsums erlebt.

Was hilft gegen die zweite Attacke?

Was passiert unmittelbar nach dem Erbrechen? Wie gesagt, Kalorien kann man erbrechen, eine Insulinausschüttung nicht. Der Blutzuckerspiegel sackt dramatisch ab, und das provoziert Heißhunger – auf die zweite Attacke.

Ich rate jeder Frau, die Bulimie praktiziert, nach der Attacke einen Eiweiß-Shake anzurühren, in fettarmer Milch oder in Wasser.

Das stabilisiert den Blutzuckerspiegel (das Insulin bekommt Arbeit) und vermeidet sehr häufig die zweite Attacke.

„Aber", sagt Mareike, „ich breche sowieso nur einmal am Tag. Brauche ich es dennoch?"

Ja. Ein Eiweiß-Shake enthält genügend Tryptophan, und dies stabilisiert zusätzlich die Psyche – außerdem enthält ein Eiweiß-Shake Tyrosin und Phenylalanin, jene Aminosäuren, die unter Stress als erste verbraucht werden.

Bulimie an sich ist, wie gesagt, ein sehr, sehr großer Stress. Und daher sollten die benötigten Aminosäuren nachgefüllt werden. Es ist ratsam, ein Präparat zu wählen, das eine biologische Wertigkeit von über 100% hat – alle anderen Präparate bieten kein angemessenes Verhältnis zwischen den einzelnen Aminosäuren. Bei der Auswahl berät die Apotheke.

Warum ständig Gier nach Süßem? Antwort Nr. 2: Adrenal Fatigue – die Ermüdung der Nebennierenrinde

Wegen ihres überhöhten Noradrenalin/Dopaminspiegels lebt eine bulimische Frau jahrelang im Stress.

Während einer Stresssituation wird, ausgelöst durch eine Noradrenalinausschüttung und dann veranlasst durch den Hypothalamus, erst CRH, dann ACTH und schließlich Cortisol ausgeschüttet. Das Hormon, das den Befehl des Hypothalamus, Cortisol auszuschütten, weitergibt, ist ACTH. Das tut es, indem es die Nebennierenrinde informiert. Genauer gesagt, ACTH dockt an Rezeptoren in der Nebennierenrinde an, die für dieses Hormon spezialisiert sind.

Je öfter es das tut, desto mehr Cortisol schüttet der Körper aus. Nun sind hohe Cortisol-Spiegel sowohl für den Körper als auch für das Gehirn giftig. Der Mensch ist auf sogenannte akute Stressoren eingerichtet, die nach einer halben Stunde vorüber sind, nicht auf jahrelangen Dauerstress[28].

7. Kapitel: Zucker, Fett und Bulimie

Cortisol und Appetit
Zitiert nach Elizabeth Somer, Zeichnung wurde verändert

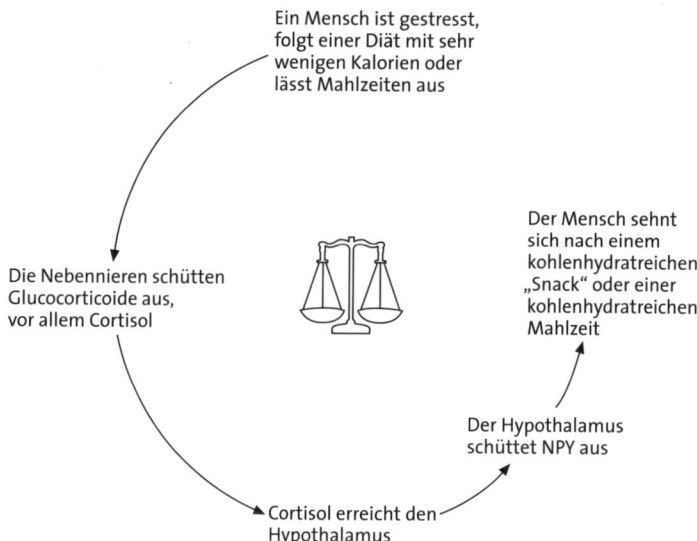

Wenn sehr häufig viel Cortisol angefordert wird, wird es irgendwann zuviel. Die Nebennierenrinde reagiert wie ein überforderter Arbeitnehmer und geht in die innere Kündigung. Sie macht die Rezeptoren für ACTH unempfindlicher. Folge ist, es wird von nun an bei einer Stressreaktion zuwenig Cortisol ausgeschüttet.

Und das hat für die Ernährung schwerwiegende Folgen.

Cortisol wird nicht nur bei Stresssituationen ausgeschüttet, es wird in kontinuierlichen Schüben den Tag über gepulst.

Die natürliche Verteilung des Cortisol-Spiegels über den Tag hinweg
Zitiert nach James L. Wilson, Zeichnung wurde verändert

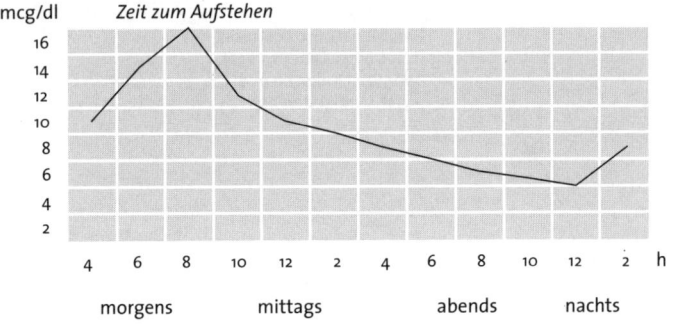

Cortisol hilft der Leber, gespeichertes Glykogen in Glucose umzuwandeln und wandelt Fett und Eiweiß in Glucose um[29]. Cortisol stellt also sicher, dass der Blutzuckerspiegel auf einem normalen Niveau bleibt – zusammen mit Insulin, das die Energie in die Zellen hineintransportiert. Cortisol kontrolliert letztlich die Reserven[30].

Wenn der Cortisolspiegel niedrig ist, wird es für die Leber schwieriger, Glykogen in Glucose umzuwandeln. Auch Fette, Proteine und Kohlenhydrate werden nicht ausreichend in Glucose umgewandelt. Die Reservespeicher, die durch Cortisol kontrolliert werden, sind unbedingt notwendig, um einen normalen Blutzuckerspiegel aufrechtzuerhalten.

Wenn der Cortisolspiegel zu niedrig ist, dann ist der Blutzuckerspiegel ebenfalls konstant zu niedrig. Was wiederum zu einem ständig niedrigem Serotoninspiegel und zu ständigem Appetit auf einerseits Süßes und andererseits auf Kaffee oder Cola führt.

Hinzu kommt: Bei jeder kleinsten stressigen Situation sackt der Blutzuckerspiegel unnatürlich tief ab[31]. In jedem Menschenleben gibt es tagsüber ein wenig Stress – und sei es, dass einem der Bus vor der Nase wegfährt, ein kleiner Streit, eine Aufgabe mehr, drei klingelnde Telefone.

Während jeder Stresssituation wird Insulin ausgeschüttet. Normalerweise arbeiten Cortisol und Insulin ausbalanciert. Cortisol hemmt die übermäßige Wirkung von Insulin, Insulin schleust angemessene Mengen Glucose in die Zelle, und die Folge ist, dass die Zelle genug Nahrung hat. Die Energie für die Reaktion steht bereit.

Wenn nun Cortisol fehlt, fehlt auch die hemmende Wirkung auf das Insulin. Das ebenfalls ausgeschüttete Insulin arbeitet völlig ungebremst und fegt die Glucose blitzschnell in die Zellen, und der Blutzuckerspiegel sinkt dramatisch ab.

Die Folge ist, dass während einer Stresssituation zu wenig Energie zur Verfügung steht und nach einem stressigen Ereignis der Blutzuckerspiegel so weit absinkt, dass es zu Heißhungerattacken kommt. Gleichzeitig fühlt man sich müde, unkonzentriert, hat eventuell Schwindelanfälle, ist manchmal auch aggressiv und nervös.

Die meisten Menschen bekämpfen den zu niedrigen Blutzuckerspiegel mit Süßem und Koffein, also Kekse, Kuchen, Cola, Schokoriegel – was auch immer. Der Zucker in diesen Lebensmitteln steigert den Blutzuckerspiegel sehr schnell und mildert die Symptome für 45 bis 90 Minuten. Dann wird wieder etwas gebraucht. Und so „pushen" sich viele Menschen über den Tag – mit einem ständigen Auf und Ab eines zu niedrigen Blutzuckerspiegels. Unglücklicherweise verschlimmern dieses Auf und Ab an sich schon den Stress und die Situation noch weiter.

Zu Beginn der Bulimie ist es vermutlich der erhöhte Cortisolspiegel, der den Appetit steigert. Die Erschöpfung der Nebennierenrinde ist eine Folge – und letztlich eine Schutzreaktion des Körpers, weil eine zu hohe Cortisolausschüttung über zu lange Zeit zahlreiche destruktive Folgen hat. Je stärker die Nebennierenrinde erschöpft ist, desto tiefer sackt der Blutzuckerspiegel bei Stress ab. Je tiefer der Blutzuckerspiegel absackt, desto ausgeprägter werden die Heißhungerattacken.

Low-Fat-Theorie und Bulimie

Britta ist sehr gut erzogen und sehr höflich. Worte, wie sie ihr gerade durch den Kopf schießen, würde sie niemals laut aussprechen, um niemanden zu verletzen.

Aber ihrem Gesicht sieht man an, dass sie in etwa folgendes denkt: „Shit, diese verdammte Therapeutin ist verrückt geworden."

Was ist geschehen?

Britta, Anna, Linda und Mareike sind in den letzten zwei Jahrzehnten geboren und aufgewachsen – genau jene beiden Jahrzehnte, die wohl eines Tages als das Waterloo der Ernährungswissenschaft bezeichnet werden könnten.

Das Ernährungsmotto jener Jahre hieß „Fett macht fett". Wer schlank bleiben wollte, ließ Fett weg. Fett war nicht pfui, Fett war superpfui. Fett war an allem schuld, Herzinfarkt, Arteriosklerose, Übergewicht, Diabetes, hohe Cholesterinwerte. Zucker war gut und Fett war böse – jedes Fett war böse, jedes Öl war böse. Der Vorsänger der deutschen Ernährungslehre orgelte: „Kohlenhydrate machen fit und Fett macht fett." Man folgte ihm. Er ließ Fettaugen zählen und die Nation folgte ihm, zählte und zählte. Zweifelsohne mit einer nachvollziehbaren Argumentation: Jedes Fett ist kalorienreich. Wer dünn bleiben möchte, muss Kalorien sparen. Folglich sollte er Fett sparen.

Man vergaß nur eine ganze Kleinigkeit: Der Impuls zu essen wird nicht im Cortex entschieden, sondern im Hypothalamus. Und der braucht Fett, um angemessen zu funktionieren.

Nicht jedes Fett.

Britta hat sehr übergewichtige Eltern, die sie beide nie zum Essen zwangen oder sie unter Druck setzten. Beide Eltern litten unter ihrem Übergewicht. Beide Eltern waren und sind unterstützend und freundlich. Britta wurde immer wieder von verschiedenen Therapeuten gefragt, ob die Eltern sie denn mit Essen gequält oder unter Druck gesetzt hätten, aber Britta hat in ihrer Biographie keine solchen Erlebnisse. Niemand forderte sie auf, Diäten zu machen, und niemand zwang sie zum Essen. Britta verachtet ihre Eltern nicht wegen des Übergewichtes, sie lehnt ihre übergewichtige Mutter nicht ab, sie liebt sie, sie hat ein gesundes und angemessenes Verhältnis zu ihr. Britta ist niemals auf dem Handy angerufen worden, weil die Mutter Sport macht, und Britta hat auch niemals gehört, sie könne sich nicht gut genug kontrollieren. Man zwang sie auch nicht zu guten Schulnoten. Brittas Mutter zählte keine Kartoffeln, sondern aß sie im Namen der Ernährungslehre jener Jahre. Brittas Mutter machte ihren Job. Den machte sie gut, und Britta hielt sie raus. Britta durfte immer ihren eigenen Weg gehen. Als Britta begann, Bulimie zu praktizieren, setzten sich alle zusammen und redeten. Man besprach, wie man ihr helfen könnte. Niemand machte ihr Vorwürfe. Britta hatte Angst vor dem Weihnachtsessen und wollte nicht nach Hause fahren. Brittas Mutter war traurig, machte ihr aber keine Schuldgefühle.

Aber bei aller Unterstützung und aller erfahrenen Liebe – das Unglück ihrer Eltern war nicht zu übersehen. Britta wollte alles richtig machen. Britta hörte von der Fettaugentheorie. Britta atmete durch. Zählen, Kontrolle: Offenbar gab es für das Problem ihrer Eltern, für dieses Elend eine angemessene Lösung.

Britta zählte. Sie zählte jede Kalorie. Sie zählte jedes Gramm Fett.

Brittas Freunde begannen zu staunen. Manchmal konnte sie plötzlich einen ganzen Meter belegtes Baguette essen oder zwei Döner auf einmal. Ihr Freund war stolz darauf, dass seine Freundin soviel essen konnte. Sie erbrach nicht, sie bemerkte plötzlich nur einfach, dass sie mehr essen konnte als andere. Sie war klein und zierlich. Sie begann sich noch mehr Sorgen zu machen. Sie zählte noch mehr Fettaugen. Manchmal schaffte sie es, den ganzen Tag kein einziges Gramm Fett zu sich zu nehmen und gönnte sich abends dann eine garantiert fettarme Süßigkeit, Gummibärchen oder Russisch Brot, jene Süßigkeiten, die von Volker Pudel offiziell empfohlen werden[32].

Britta hatte das Gefühl, das Richtige zu tun. Nur eben, dass sie immer mehr und mehr essen konnte und es aus einem Grund, den sie nicht kannte, auch tat. In ihrem Elternhaus hatte man sie backen gelehrt. Sie buk Plätzchen und Kuchen, fettarm, sie aß sehr gerne Süßes, fettarmen Milchreispudding zum Frühstück. Das war erlaubt, denn es war fettarm.

Irgendwie begann die Sache ihr zu entgleiten. Eines Tages konnte sie plötzlich fünf Stück Kuchen essen, und sie wusste, das man das nicht mehr abtrainieren kann. Sie erbrach. Das macht nichts, dachte sie, und die nächsten Wochen aß sie wie immer, sie sparte vor allem an Fett. Sie erbrach die nächsten Wochen nicht und vergaß das Ganze.

Aber wo kam nur diese unmäßige Gier auf Fett und Süßes her? Sie begann sich komisch zu fühlen, wie ein Monster. An ihrem Geburtstag aß sie fünf Stück Kuchen. Es war ihr peinlich, in Gegenwart der Gäste noch mehr zu essen. Sie ging in die Küche und aß und aß und aß, sie konnte nicht mehr aufhören. Sie erbrach. An diesem Tag gestand sie sich ein, dass sie unter Bulimie litt.

Ich sage zu Britta, dass der Versuch, Fett zu sparen, genau so schlimm ist wie der Konsum von Zucker und Weißmehl, wenn man Bulimie praktiziert.

In Brittas Gesicht steht das blanke Entsetzen geschrieben. Das mit dem Zucker hat sie akzeptiert, Zucker ist anerkanntermaßen ungesund. Aber die Aufforderung, Fett zu essen, dieses über Jahre verdammte Teufelszeug – das ist mehr, als sie so schnell schlucken kann.

„Nun", sage ich, „nicht jedes Fett."

Britta beginnt zuzuhören.

Die erste sichtbare Unterteilung verschiedener Fette ist die in Öl und Fett. Öle (z.B. Olivenöl oder Fischöl) ist bei Raumtemperatur flüssig, Fett (z.B. Butter) ist bei Raumtemperatur (erst mal) fest. „Fett" – das ist verwirrend – ist sowohl der Begriff für beides, Öl und Fett, als auch ein spezifischer Begriff für das sogenannte Streichfett[33].

Verschiedene Fette haben eine sehr unterschiedliche chemische Struktur, und basierend auf dieser chemischen Struktur haben sie im Körper sehr verschiedene Funktionen und sehr unterschiedliche Auswirkungen.

7. Kapitel: Zucker, Fett und Bulimie

Fette teilt man ein in gesättigte, ungesättigte Fette und Transfette[34]. Gesättigte Fette, z.B. Butter, sind bei Raumtemperatur recht stabil. Wir essen sie meist in Fleisch, als Butter, Creme, Milch, Käse, Kuchen und Cracker.

Die ungesättigten Fette werden unterteilt in einfach ungesättigte Fette und mehrfach ungesättigte Fette. Letztere kann man wiederum einteilen in Omega-6- und Omega-3-Fette. Eine Ernährung, in der zu viele Omega-6-Fettsäuren vorkommen, ist wesentlich ungesünder als eine, in der Omega-6- und Omega-3-Fette in einem für den Körper günstigen Verhältnis zueinander stehen. Die jahrelang gepflegte Behauptung, wonach einfach jedes mehrfach ungesättigte Fett gesund ist, stimmt einfach nicht[35].

Omega-6-Fette sind vor allem in billig zu produzierenden Ölen wie Sonnenblumen- oder Maiskeimöl enthalten.

Rapsöl, Walnussöl, Leinöl sowie Fischöl enthalten einen höheren Anteil an Omega-3-Fetten als Sonnenblumenöl oder Maiskeimöl[36].

Nun ist es aber nicht so, dass ein Mangel an Omega-3-Fetten einfach nur ungesund ist. Es gibt mehr als einen Hinweis, dass ein Mangel an Omega-3-Fetten in der Nahrung zu Depressionen und aggressivem Verhalten führt und dass dieser Mangel auch zu Übergewicht beiträgt[37].

Britta ist jetzt sehr wach.

„Sie möchten mir gerade sagen, dass man von einem Mangel an Fett dick werden kann?"

„Genau das", sage ich.

Brittas Kinnlade wandert um einen Zentimeter nach unten. „Warum hat man mir das nicht gesagt?" fragt sie.

„Weil man mehr Nahrung an Leute verkaufen kann, wenn sie Heißhungerattacken haben. Billige, krankmachende Nahrung mit viel Zucker und Fett, mit großen Gewinnspannen und einem sehr hohen Suchtpotential. Oder erbrechen Sie vielleicht große Mengen von Broccoli?"

Der Arzt und Psychiater Andrew L. Stoll erforschte systematisch den Zusammenhang zwischen Omega-3-Fetten und Depressionen sowie Übergewicht. Je mehr der Konsum von Fisch (enthält viele Omega-3-Fettsäuren) weltweit abnimmt, desto stärker steigen die Zahlen für Depressionen an[38]. Er schreibt, dass ein Mangel an Omega-3- im Verhältnis zu Omega-6-Fettsäuren in der Nahrung zu gravierenden Folgen in der Gehirnchemie führt, was sowohl zu einer verminderten Serotoninproduktion als auch zur Insulinresistenz beiträgt[39] – was in der Folge den Serotoninspiegel noch weiter senkt und Heißhungerattacken begünstigt.

In der Zeit des Paradieses kam fast das gesamte Fett aus dem Fleisch wildlebender Tiere. Dieses Fleisch enthält erstens sehr viel weniger gesättigte Fette, und zweitens sind bei den mehrfach ungesättigten Fetten hohe Anteile Omega-3-Fett enthalten[40]. Das ideale Verhältnis von 1:1 (Omega-6 zu Omega-3) wurde häufig erreicht. Aber auch ein Verhältnis von 4:1 (Omega-6-Fettsäuren zu Omega-3-Fettsäuren) gilt als günstig[41]. Heute werden Tiere mit Getreide gefüttert. Das aus diesem „Produktionsprozess" resultierende Fleisch enthält Omega-6- zu Omega-3-Fettsäuren im Verhältnis 20:1[42]. Auf die Verstoffwechselung von großen Mengen Omega-6-Fetten ist der Körper und das Gehirn so wenig eingerichtet wie auf die Verstoffwechselung großer Mengen von Zucker.

Richtig katastrophal sind sogenannte „entartete Fette" oder Transfettsäuren. Das sind Fette, die chemisch gehärtet wurden, damit sie bei Raumtemperatur stabil bleiben, wie z.B. Margarine[43]. Diese Fette finden sich in praktisch allen industriell vorgefertigten Snacks, in jedem Schokoriegel, in jedem Hamburger – in praktisch allem, was die „Lebensmittel"industrie in den Fingern hatte, bevor man es sich in den Mund steckt. Sie sind mit das Schlimmste, was man sich im Falle von Bulimie und Binge Eating antun kann. Gute Fette sind solche, aus denen der Körper neue Gewebe wie Nerven- und Zellmembranen bilden kann, schlechte Fette sind solche, die ihn daran hindern und daher zu einem anormalen Gehirnstoff- und Insulinstoffwechsel beitragen[44].

Die sogenannten entarteten Fette sind deshalb so gefährlich, weil sie dieselben Enzyme benutzen, die auch von den „guten" Fetten gebraucht würden[45]. So blockieren sie die „gesunden" Fette beim Aufbau von Nerven- und Zellmembranen, das heißt, sie tragen zu Depressionen und Heißhungerattacken bei. Jedes Stückchen Junk Food macht die Bulimie schlimmer.

Britta sparte Fett, und so sparte sie jedes Fett. Das mit den Omega-3-Fetten hat ihr niemand erklärt. Weil ihr Gehirn immer weniger Serotonin produzierte, ließ ihr Sättigungsgefühl immer mehr nach.

Als ihre Freunde zu staunen begannen, war das ein ernstzunehmendes Zeichen. Es hat nur niemand erkannt.

8. Kapitel: Warum Zucker süchtig macht und den Appetit auf neue Attacken auslöst

Manche Menschen können ein Stückchen Schokolade essen. Andere brauchen die ganze Tafel. Manchmal ist es auch gar nicht der Geschmack von süß. Manchmal ist es Fleisch, große Mengen fettes Fleisch. Manchmal sind es Chips.

Es ist nie Gemüse.

Und in solchen Momenten ist es auch kein Obst.

Man kann nach Nahrung süchtig sein, ohne Heißhungerattacken zu erleben. Heißhungerattacken allerdings können auch dann Sucht fördern, wenn die Nahrung wieder abgegeben wird.

Janine erbricht auch, wenn sie nur „normal" gegessen hat. Sie hat Heißhungerattacken, aber bei „normalen" Mahlzeiten kann sie ebenfalls nicht rechtzeitig aufhören. Irgendetwas motiviert sie, mehr und mehr zu essen, bis der ganze Teller Spaghetti leer ist. Sie glaubt, das läge daran, dass sie nicht wüsste, wie viel sie braucht. Das ist falsch. Es handelt sich nicht um Wissen und nicht um Können. Es handelt sich um Abhängigkeit bzw. Sucht.

Warum werden Menschen nach etwas süchtig, sei es Alkohol, Essen, Nikotin, Heroin, Kokain, Spielen? Warum tun sie etwas wieder und wieder, was ihnen schadet?

Menschen werden süchtig, weil das Gehirn über ein sogenanntes Belohnungssystem verfügt. Dieses System ist das mesolimbische System, und der wesentliche Transmitter dieses Systems ist Dopamin, aber auch Noradrenalin und Serotonin spielen eine gewisse Rolle[1].

Zahlreiche Forschungsarbeiten haben gezeigt, dass dieses System für die Entstehung praktisch aller Sucht- und Abhängigkeitsproblematiken eine wesentliche Rolle spielt[2].

Dieses System ist das neuronale Korrelat von Belohnung[3].

Das heißt, eine Erhöhung der Dopaminkonzentration in diesem System löst ein gewisses Wohlbefinden aus – eine Stimmungsverbesserung.

Nach einer Mahlzeit ist ein starker Anstieg der Dopaminkonzentration im Nucleus accumbens, einem sehr wesentlichen Teil des Belohnungssystems, zu beobachten[4].

Der Nucleus accumbens ist dafür verantwortlich, dass wir solche Wohlgefühle oder auch positive Rauschzustände immer wieder suchen. Seine Impulse können so stark sein, dass sie durch rationale Überlegungen in der Hirnrinde nicht mehr gehemmt werden können[5].

Dieses Belohnungssystem war ursprünglich dafür gedacht, dass Menschen für Essen „arbeiten", das heißt, es sich zu suchen, zu sammeln und dafür so belohnt zu werden, dass sie die erfolgreichen Handlungen auch wiederholen. Die Natur hat dafür gesorgt, dass Zustände, die dem Organismus als wünschenswert erscheinen, intern so belohnt werden, dass der Mensch die Tendenz hat, die entsprechenden Handlungen zu wiederholen. Drogen greifen in natürliche Belohnungsprozesse ein und verstärken diese so sehr, dass der Mensch nur noch für die Droge „arbeitet" und nicht mehr für nützliche Erlebnisse[6].

Der Psychologe John Hoebel wies nach, dass einige Lebensmittel einen stärkeren Belohnungseffekt haben als andere. Zucker, Weißmehl und Fett provozieren die Ausschüttung von Beta-Endorphinen. Alle drei Lebensmittel waren in der heute vorliegenden Form von der Evolution nicht vorgesehen, sie wirken viel stärker belohnend als natürliche Lebensmittel und sind daher viel stärker Sucht fördernd als selbige[7].

Das gleiche gilt für das sogenannte Lebensmittel Zucker. Zucker ist ein Nahrungsmittel, von dem das Belohnungssystem in gewisser Hinsicht überfordert ist – und zwar auch dann, wenn „süß" geschmeckt wird.

Die heutige Nahrung hat einen sehr viel stärkeren Belohnungsaspekt als ursprünglich von der Natur „geplant". Stärke schmeckt mild süß und hat einen leicht belohnenden Effekt, Cola schmeckt sehr süß und hat einen viel stärker belohnenden Effekt auf das Gehirn als die natürliche Süße in komplexen Kohlenhydraten wie Getreide[8].

Dopamin, das zum Zwecke einer biologischen Belohnung ausgeschüttet wird, gibt auch Informationen an die für die Entwicklung von Handlungsstrategien verantwortliche Verhaltensregion im Hirn weiter[9]. Die Neurone, die feuern, wenn gutes Essen geschmeckt hat, feuern aber bereits, sobald Symbole für das gute Essen sichtbar werden. Coca-Cola ist ein Symbol für ein Essen, das einen starken belohnenden Effekt hat, und solche Nahrungsmittel führen dazu, dass das Verhalten, sie sich zu beschaffen, extrem gut gelernt wird. Bereits der Anblick des Symbols führt dann zu einer Dopaminausschüttung, und Dopamin erleichtert auch die Annäherung an Essen[10].

Anders gesagt: Bereits der Anblick eines Belohnung versprechenden Symbols kann dazu führen, das man losgeht und es sich beschafft. Ausschlaggebend dafür, wie stark die entsprechenden Neuronen nach dem Anblick eines Symbols für gutes Essen feuern, ist wiederum der innere Gesamtzustand des Organismus und somit der Blutzuckerspiegel – je tiefer der Blutzuckerspiegel, desto intensiver wird Dopamin ausgeschüttet.

Eine biologische Belohnung muss psychologisch nicht unbedingt als angenehm oder als Eustress erlebt werden. Der bewusste Geist, das neue Gehirn können ein Ereignis völlig anders bewerten als das „alte" Gehirn, das limbische System. Man kann ein Verhalten psychologisch als unangenehm, falsch, kurzum als Disstress erleben – und das alte Gehirn giert trotzdem nach der gewünschten biologischen Belohnung.

Belohnende Botenstoffe sind neben dem genannten Transmitter Dopamin auch Endorphine und Enkephaline.

Nach einer zuckerreichen Mahlzeit produzieren Nervenzellen im Magen-Darm-Trakt eine große Zahl Eiweißstoffe (Peptide). Im Verdauungssystem wirken sie als Hormone, im Gehirn aber als Transmitter. Unter den durch eine hohe Konzentration an Zucker angeregten Eiweißstoffen befinden sich auch körpereigene Opiate, Endorphine. Sie verlängern die Dauer einer Mahlzeit und erhöhen somit die aufgenommene Kalorienmenge. Das heißt, Zucker provoziert eine verstärkte Endorphinausschüttung im Gehirn – eine intensive Belohnungsreaktion, auf die manche Menschen sehr viel sensibler reagieren als andere[11].

Beta-Endorphin entsteht im Hypophysenvorderlappen durch Spaltung des Stoffes Pro-opiomelancortin (POMC). Hierbei entstehen auch die Hormone alpha-MSH (Melanocytenstimulierendes Hormon) und ACTH (Adrenocorticotropes Hormon)[12]. Die Ausschüttung von Beta-Endorphin ist eine Maßnahme des Gehirns bei Stress[13]. Verbunden mit der erhöhten Freisetzung von CRF und Noradrenalin ist nämlich eine Erhöhung der Produktion von Beta-Endorphin, die mit einer deutlichen Minderung des Schmerzempfindens einhergeht. Beta-Endorphine sind nicht nur natürliche Belohnungsstoffe, sie sind auch natürliche Schmerzkiller[14].

Beta-Endorphine werden auch als „körpereigene Opiate" bezeichnet. Das bedeutet, dass sie vom Körper selbst hergestellt werden und einen opiumähnlichen Effekt haben wie z.B. auch Heroin und Morphium. (Beide können zwar nicht vom Körper selbst hergestellt werden, aber an den entsprechenden Opiatrezeptoren andocken, was Heroin und Morphium zu Sucht auslösenden Stoffen macht, indem sie genau diejenigen Gefühle intensiver und stärker auslösen, die sonst die körpereigenen Opiate hervorrufen[15].)

Belohnende Lebensmittel provozieren eine stärkere Endorphin-, aber auch eine intensivere Dopaminausschüttung.

Manche Menschen haben einen niedrigen Beta-Endrophinspiegel als andere, das heißt, sie produzieren weniger Beta-Endorphine. Ob das natürlicherweise so ist oder durch soziale Erfahrung entsteht, ist noch nicht ganz geklärt. Es gibt Hinweise darauf, dass es bulimischen Frauen häufig auch so ergeht[16].

Wer einen niedrigen Beta-Endorphinspiegel hat, aus welchem Grund auch immer, reagiert auf alles, was eine Beta-Endorphin-Ausschüttung provoziert, intensiver als jemand mit einem natürlicherweise hohen Beta-Endorphinspiegel. Und er leidet unter all den Schmerzen, die Beta-Endorphine lindern können, erheblich stärker als jemand mit einem hohen Beta-Endorphinspiegel[17].

Beta-Endorphine produzieren ein Gefühl von Wohlbefinden, reduzieren Schmerz, steigern das Selbstwertgefühl, tragen zu emotionaler Stabilität bei und können sogar ein Gefühl der Euphorie auslösen. Die Wirkung von Endorphinen scheint sich besonders dann zu intensivieren, wenn das Individuum unter Stress gerät. Offensichtlich reagieren dann bestimmte Gehirnteile, vor allem der Hypothalamus, stärker auf einen niedrigen Endorphinspiegel[18].

Andere Hypothesen gehen davon aus, dass ein hoher Blutzuckerspiegel die Zahl der Opiatrezeptoren im Hypothalamus erhöht. Das heißt, wenn der Blutzuckerspiegel lange oder oft sehr hoch ist, was bei Bulimie häufig der Fall ist, dann reagiert der Hypothalamus bereits auf eine normale Endorphinausschüttung sensibler[19].

Wenn der Beta-Endorphinspiegel natürlicherweise zu niedrig ist, reagieren die Betroffenen stärker auf den belohnenden Effekt von Zucker und Alkohol und ertragen schlechter Schmerzen, haben ein niedrigeres Selbstwertgefühl, leiden unter stärkeren Ängsten und sind emotional eher instabil. Sie erleben auch Stress wesentlich intensiver als Menschen, deren Beta-Endorphin-Spiegel hoch ist[20].

Bei einem natürlicherweise niedrigen Beta-Endorphinspiegel steigert das Gehirn die Anzahl der Rezeptoren und macht sie besonders sensibel. Man nennt dies eine „Up-Regulation". Annas Gehirn befindet sich in einem Up-regulierten Zustand für Beta-Endorphin, und das bedeutet, dass ihr Gehirn auf jedes kleine Stückchen Kuchen mit einem unglaublichen „Wow"-Gefühl antwortet – sehr viel stärker als bei einer nicht-bulimisch reagierenden Frau. Jedes Mal, wenn sie Kuchen isst, wird sie intensiver belohnt und reagiert stärker als andere[21].

Wenn eine Zeitlang kein Kuchen, kein Brot oder „Triggerfood" mehr kommt, sitzen die Rezeptoren da und warten – und sie warten nicht nur, sie lösen sehr unangenehme Gefühle aus. Sie schreien nach Stimulierung[22].

Je mehr süß und fett man isst, desto mehr steigt der Endorphinspiegel an, und ein hoher Endorphinspiegel fördert den Appetit auf süß und sahnig. Das gilt bereits, wenn man süß und fett nur schmeckt. Schon durch den Geschmack werden Beta-Endorphine ausgeschüttet – anders als beim Serotoninspiegel, der erst 30 Minuten nach Beginn einer Mahlzeit steigt.

8. Kapitel: Warum Zucker süchtig macht und den Appetit auf neue Attacken auslöst

Teufelskreis Sucht: Endorphine
Zitiert nach Elizabeth Somer, Zeichnung wurde verändert

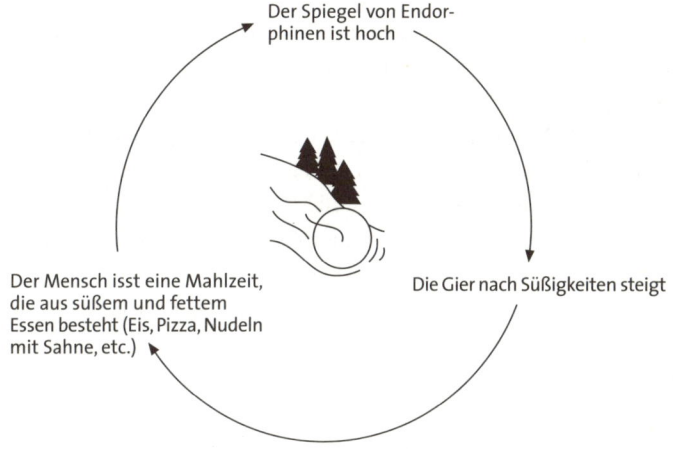

Die Belohnung durch Endorphine endet in einem Teufelskreis. Es stimmt daher nicht, was immer wieder gesagt wird: dass die Erlaubnis, ein bisschen zu naschen, von der Sucht befreit[23]. Das gilt ebenso wenig, als würde man einem Alkoholiker raten, er könne ruhig einen Wein trinken – jeder Therapeut weiß, was dann passiert.

Wenn jedoch eine längere Zeit lang keine stark suchtfördernden Nahrungsmittel mehr konsumiert wurden, passt sich das Gehirn der neuen Situation an. Ein Teil der Rezeptoren, die an Zahl zugenommen hatten, wird wieder abgebaut, und Normalität kehrt ein. Trotzdem: Das Gehirn bleibt sensibel. Die Rezeptoren für Beta-Endorphin bleiben noch monatelang anfälliger für Zucker und Fett als bei „normalen" Menschen. Noch für lange Zeit kann ein Stückchen Kuchen, ein Riegel oder ein Brot das eine Stückchen zuviel sein, das zurück in die Sucht führt[24].

Von daher ist es sehr sinnvoll, bei praktisch jeder Mahlzeit, die man unter Kontrolle hat, Zucker zu vermeiden.

Was bedeutet das für Bulimie? Das bedeutet, dass erstens bereits der Akt des Schmeckens von Fett und Zucker eine Belohnungsreaktion bewirkt. Zweitens, dass der ständig überhöhte Blutzuckerspiegel während der Attacken das Problem fördert. Drittens bedeutet diese Erkenntnis: Wer die Bulimie aufgeben möchte, muss einen echten Entzug von „belohnenden" Nahrungsmitteln durchführen. Wenn zum Frühstück Sucht auslösende Nahrungsmittel verzehrt werden, kann das am Nachmittag eine Attacke auslösen, weil die Rezeptoren im Gehirn „unterversorgt" sind, nach einer Beta-Endorphinausschüttung verlangen und deshalb eine Gier nach süß und fett auslösen.

Es bedeutet auch, dass man noch monatelang nach der letzten Attacke vorsichtig sein muss. Dann kann man probieren, ob es funktioniert, eine Kugel Eis, ein Stückchen Schokolade zu essen – oder nicht. Traten dann wieder Attacken auf, muss man Zucker für immer aufgeben. Aber häufig ist es so, dass Frauen wieder ein bisschen Zucker essen können, wenn sie ihn so behandeln wie Alkohol: Es ist ein Sucht- und kein Nahrungsmittel, und man kann es genießen, wenn man vorsichtig damit umgeht.

9. Wie richtige Ernährung hilft, aus Bulimie und Binge Eating auszusteigen

„Das hätte ich nun nicht gedacht", sagt Britta. „Ich habe sogar etwas abgenommen, nachdem ich Ihre Ernährungsvorschläge eingehalten habe."

Um Bulimie und Binge Eating zu begegnen, macht es sehr wenig Sinn, die Heißhungerattacken zu kontrollieren, wenn sie auftreten: Im Moment, wo die Attacke beginnt, hat der Hypothalamus sich durchgesetzt. Ein Kontrollversuch wäre das gleiche, als führe man mit 80 bei Glatteis in eine Kurve und würde dann versuchen, die Gesetze der Physik mit dem freien Wille zu besiegen. Nutzlos. Das Auto schleudert, und allenfalls kann man noch das Schlimmste durch geschicktes Lenken verhüten.

Klüger hingegen ist es, das Auto bei Glatteis stehen zu lassen oder im Schritttempo zu fahren und den Machtkampf mit der Natur lieber nicht zu suchen.

Selbst dann, wenn man wirklich alles genau so macht, wie hier vorgeschlagen wurde, gilt trotzdem folgendes: Das Gehirn gibt Lösungen, die es einmal gefunden und über lange Zeit praktiziert hat, nicht von einem Tag auf den anderen auf. Selbst wenn die Lösung „Ess-Brech-Attacke" psychologisch als Disstress, als Fehler, als Versagen, als Pein erlebt wird: Für das Gehirn ist es eine Lösung, und eine überlebensnotwendige dazu.

Neue Verhaltensweisen, die den Spiegel eines oder mehrer Transmitter im Gehirn verändern sollen, müssen immer eine ganze Weile praktiziert werden, bis sie im Gehirn den Stellenwert der alten Lösung bekommen, oder anders formuliert: bis das Gehirn anfängt, die neue chemische Baseline für „normal" zu halten und die neuen Verhaltensweisen belohnt.

Das bedeutet, es wäre grundfalsch, nach der ersten Heißhungerattacke sofort wieder aufzugeben. Bis sich die Gehirnchemie so verändert hat, dass auch unter akutem Stress keine Attacken mehr auftauchen, braucht es eine gewisse Zeit, und zwar mehrere Monate, auch dann, wenn Sie alle hier genannten Ratschläge befolgen.

Es ist genauso falsch, sich selbst für die Attacken zu verurteilen. Das hilft nicht, erzeugt aber mit Sicherheit genau jenes Mehr an Stress, das dafür sorgt, dass langfristig die Attacken wieder und wieder auftreten.

Es macht also Sinn, die Attacken vorläufig hinzunehmen und „drumherum" zu essen, das heißt, alle anderen Mahlzeiten sorgfältig zu planen.

Richtige Ernährung

Das erste und wichtigste Prinzip jeder Ernährung, die helfen soll, aus Bulimie und Binge Eating auszusteigen, ist, dass der Blutzuckerspiegel den ganzen Tag über stabil gehalten werden muss.

Das ist die erste und wichtigste Regel: Der Blutzuckerspiegel muss den ganzen Tag über stabil gehalten werden.

Zur Erinnerung: Eine erschöpfte Nebennierenrinde produziert zu wenig Cortisol. Wenn kein Cortisol mehr ausgeschüttet wird, wird zu wenig Energie im Körper mobilisiert, und das ruft Appetit auf konzentrierte Nahrung hervor (Heißhungerattacke mit dem ersten Schokoriegel um 10 Uhr).

Die fehlende Energie macht zudem den Blutzuckerspiegel instabil. Der Blutzuckerspiegel unterliegt im Tagesverlauf ohnehin natürlichen Schwankungen. Wenn der Cortisol-Spiegel zu niedrig ist, werden diese Schwankungen unter Umständen unnatürlich intensiv.

Jedes allzu starke Absinken des Blutzuckerspiegels ist an sich schon ein Hungersignal, das Appetit auf „Energizer" mit starkem Belohnungseffekt auslöst. Hinzu kommt, dass jedes Absinken des Blutzuckerspiegels auch den Serotoninspiegel mit absinken lässt – was wiederum Heißhungerattacken noch mehr begünstigt.

Das wäre kein so großes Problem, wenn der Serotoninspiegel hoch ist. Er ist jedoch bei allen sogenannten essgestörten Menschen zu niedrig.

Es müssen also erstens Nahrungsmittel gewählt werden, die den Blutzuckerspiegel stabil halten, und zweitens muss zu Zeiten gegessen werden, in denen die natürlichen Blutzuckertiefs abgefangen werden können.

Die zweite Regel ist: Es muss regelmäßig und zu ganz bestimmten Zeiten gegessen werden.

Die dritte Regel lautet: Es müssen Nahrungsmittel gewählt werden, die einen stabilen Serotoninaufbau gewährleisten.

Die gewählte Nahrung muss den ohnehin zu niedrigen Serotoninspiegel stabilisieren, das heißt, es müssen mit der Nahrung alle Nährstoffe aufgenommen werden, die die Voraussetzung für einen stabilen Serotoninaufbau bieten.

Dies ist die vierte Regel: Die gewählte Nahrung darf keine Suchteffekte provozieren. Sie darf weder übermäßig süß noch übermäßig fett sein.

Die fünfte Regel besagt: Es darf zu keiner Überstimulierung durch Nahrungsmittel kommen, die zu stark als Stressfaktor auf den Körper wirken, weil sie zu intensiv Noradrenalin und Dopamin produzieren, denn das begünstigt die ohnehin bestehende Überstimulierung durch Dopamin/ Noradrenalin.

Es ist ungünstig, wenn es bei einem zu ausgeprägten Konsum von Protein zu einer ständigen Gegenbewegung kommt, bei der Appetit auf Kohlenhydrate ausgelöst wird.

Was kann man essen?

Den Blutzuckerspiegel stabil halten:
Lebensmittel mit niedrigem glykämischen Index
Es müssen solche Nahrungsmittel gewählt werden, die den Blutzuckerspiegel konstant stabil halten und gleichzeitig durch ihren Kohlenhydratanteil für einen angemessenen Serotoninaufbau sorgen. Solche Lebensmittel sind die komplexen Kohlenhydrate und Lebensmittel, die einen niedrigen „glykämischen Index" aufweisen.

Der glykämische Index eines Lebensmittels ist ein Maß dafür, wie stark der Blutzuckerspiegel nach dem Konsum des Lebensmittels ansteigt. Wenn ein Lebensmittel einen hohen glykämischen Index hat, dann löst es eine starke Reaktion aus, ist der glykämische Index niedrig, fällt die Reaktion nicht so stark aus.

Der glykämische Index eines Nahrungsmittels wird noch bestimmt durch Einflüsse wie Quellzustand der Stärke, Art der physikalischen Einbindung von Stärke, vom Ballaststoffgehalt sowie vom Zucker-, Fett- und Säuregehalt. Ausgangspunkt für die Definition des glykämischen Index ist die Höhe und Dauer des Blutzuckeranstiegs, die durch 75 Gramm reine Glucose ausgelöst wird. Alle Nahrungsmittelmengen, die 75 Gramm Kohlenhydrate enthalten, können damit (Wert 100) verglichen werden. Je höher und dauerhafter der Blutzuckeranstieg, desto höher ist auch der glykämische Index[1].

Weißbrot, Kuchen etc. – all diese Lebensmittel haben einen hohen glykämischen Index. Auch viele Obst- und Gemüsesorten können auf Grund eines hohen glykämischen Index Blutzuckerschwankungen auslösen. Milchprodukte dürfen nicht zuviel Milchzucker enthalten, sonst lösen auch sie starke Blutzuckerschwankungen und folglich Suchteffekte aus.

Alle Lebensmittel, die als „günstig" gelten, haben einen mittleren bis niedrigen glykämischen Index. Diese Lebensmittel haben zwei Vorteile: Sie halten erstens den Blutzuckerspiegel stabil und provozieren zweitens keine Suchteffekte.

Stabiler Serotoninspiegel: Tryptophan, Niacin und Vollkornprodukte
Damit der Serotoninspiegel stabil bleibt, muss die Ernährung genügend Tryptophan und genügend Niacin enthalten.

Günstige tryptophanhaltige Lebensmittel sind: Milch und Milchprodukte, Fisch, Meeresfrüchte, Geflügel, Hülsenfrüchte, Soja (Tofu), grüne Bohnen, Nüsse (spez. Mandeln und Erdnüsse).

Niacin ist vor allem in magerem Fleisch, in Leber, Fisch, Geflügel sowie in Eiern und in geringer Menge in Milch und Gemüse vorhanden[2].

Wenn Kalorien gespart werden sollen oder wenn sich jemand strikt vegetarisch ernährt, leidet er häufig unter Niacinmangel, ohne es zu wissen. Frauen brauchen etwa 13 bis 15 Milligramm Niacin am Tag, Männer zwischen 15 und 20 Milligramm[3].

Wer sich vegetarisch ernährt, sollte Niacin als Nahrungsergänzungsmittel zu sich nehmen.

Aber damit das Tryptophan auch ins Gehirn transportiert werden kann, müssen ausreichend komplexe Kohlenhydrate gegessen werden. Letztlich heben alle Vollkornprodukte, Reis, Vollkornnudeln, Wurzelgemüse, also alles, was viel Stärke enthält, den Serotoninspiegel an.

Keine Überstimulierung durch zuviel Tyrosin und Phenylalanin
Während einige Lebensmittel eher den Serotoninspiegel anheben, steigern andere vor allem wegen ihres hohen Gehaltes an Tyrosin und Phenylalanin den Noradrenalin/Dopaminspiegel[4].

Man braucht also einerseits genügend Protein, um einen stabilen Serotoninaufbau zu gewährleisten, sollte jedoch eine allzu eiweißreiche Ernährung meiden, denn diese steigert die Produktion von Noradrenalin/Dopamin unter Umständen stark. Das kann erstens vermehrt Angst und Stress auslösen sowie zweitens die schon bekannte Gegenbewegung: die Gier nach Süßem und Kohlenhydraten zum beruhigenden Ausgleich.

Eine Ernährung, die überwiegend aus proteinreichen Mahlzeiten besteht, sei es Quark, Fleisch oder Bohnen (die gesund sind und die man wählen sollte, die aber auch den Noradrenalin/Dopaminspiegel steigern), sei es Käse oder Eier, trägt zur Überstimulierung bei. Das bedeutet: Protein ist gut – und zuviel davon ist nicht gut. Die Mahlzeiten sollten hauptsächlich aus komplexen Kohlenhydraten und Protein als Ergänzung bestehen.

Die Angaben darüber, wie viel Protein man am Tag braucht, schwanken von Autor zu Autor. Manche setzen den Bedarf höher an, manche niedriger. Es heißt, dass etwa 1 Gramm Protein pro 1 Kilo Körpergewicht genügen.

„Aber", sagt Mareike, „Sie haben mir doch empfohlen, nach jedem Erbrechen einen Eiweiß-Shake zu mir zu nehmen?"

Die Situation nach dem Erbrechen ist keine „normale" Situation. Durch die sehr hohe Insulinausschüttung, die während des Konsums von Kohlenhydraten während der Attacke provoziert wurde, ist quasi die gleiche Situation gegeben, als hätte man Kohlenhydrate und Eiweiß konsumiert.

Fett und Öl

Fleisch und Öl dürfen nicht zu viele Omega-6-Fettsäuren enthalten. Diese Fettsäuren greifen sehr stark negativ in den Gehirnstoffwechsel ein, besonders dann, wenn das Verhältnis zwischen Omega-6- und Omega-3-Fettsäuren zu ungünstig wird. Folglich können Nahrungsmittel mit einem zu hohen Gehalt an Omega-6-Fettsäuren zu Bulimie beitragen. Daher sollten für Salat und Gemüse vor allem solche Öle gewählt werden, die viel Omega-3-Fettsäuren enthalten – welche, wird weiter unten genannt. Es ist sinnvoll, wenn man unter sehr schwerwiegenden Attacken leidet, zusätzlich Fischölkapseln zu sich zu nehmen.

Schwein und Rind sollten ganz weggelassen oder sehr wenig verzehrt werden, denn die moderne Fütterung mit Getreide statt mit Gras trägt dazu bei, dass das Fleisch einen viel zu hohen Gehalt an Omega-6-Fettsäuren hat.

Ganz vermieden werden sollten alle „Transfette" oder entarteten Fette, wie z.B. in Margarine. Jedes Stückchen Junk Food wie Hamburger, Schokoriegel, vorgebackener Kuchen etc. enthält heutzutage solche Fette, und diese Fette verschlimmern die Situation erheblich.

Wann essen?

Ebenso wichtig, wie die Frage, *was* man essen soll, ist die Frage, *wann* die günstigste Zeit dafür ist.

Solange jemand Heißhungerattacken erlebt, sollte man strikte Essenszeiten einhalten. „Einer der größten Ernährungsfehler, die Menschen, die unter einer Erschöpfung der Nebennierenrinde leiden, begehen, ist es, nicht rechtzeitig genug nach dem Aufwachen zu essen", schreibt der Arzt James L. Wilson[5].

Aber auch Sarah Leibowitz, Professorin für Psychologie an der Rockefeller Universität, spricht vom Frühstück als einer der wichtigsten Mahlzeiten des Tages.

Natürlicherweise ist nach der langen Fastenzeit der Nacht der Spiegel des Hungermachers NPY hoch. Er sinkt nur, wenn wieder etwas gegessen wird. Das ist bei Menschen, die das Frühstück auslassen, nicht der Fall. Der Spiegel des Hungermachers bleibt hoch, sendet ständig den Impuls „Kohlenhydrate" und sorgt auf diesem Wege dafür, dass man später am Tag besonders ausgeprägten Heißhunger bekommt.

NPY ist ein äußerst wirksames Neuropeptid, und es lässt sich nicht bereden und nicht betrügen. Wenn man also kein Frühstück hatte, kann man fast sicher sein, dass man ein paar Stunden später eine Attacke bekommt[6].

Der Blutzuckerspiegel, das NPY und das Frühstück
Zitiert nach Elizabeth Somer, Zeichnung wurde verändert

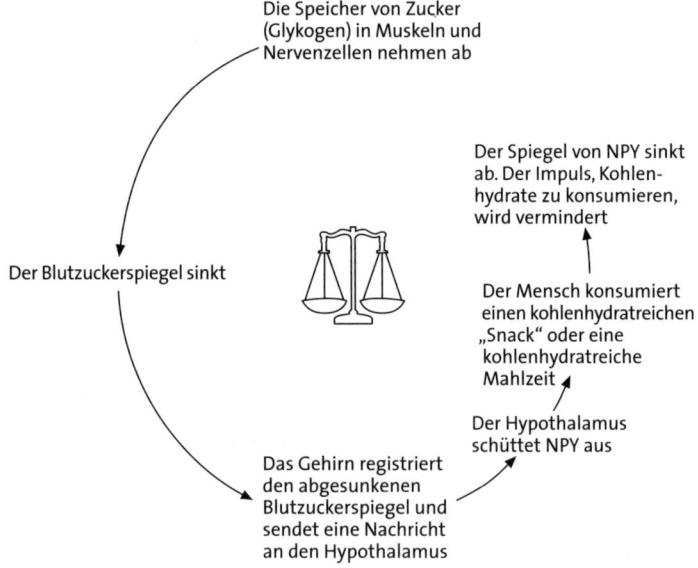

Wie bereits erwähnt, ist der Blutzuckerspiegel tagsüber natürlichen Schwankungen unterworfen, ebenso der Cortisolspiegel.

Ein niedriger Blutzuckerspiegel tritt normalerweise gegen 10 Uhr, 14 Uhr und zwischen 15 und 16 Uhr herum auf.

Jede gesunde Mahlzeit steigert sowohl den Blutzucker- als auch den Cortisolspiegel etwas, so dass ein konsequentes Einhalten der genannten Essenszeiten Blutzucker- und Energietiefs „abfangen" und so Heißhungerattacken mildern oder sogar verhindern kann.

Natürliche Blutzuckertiefs und die Wirkung von Mahlzeiten auf den Cortisolspiegel
Zitiert nach James L. Wilson

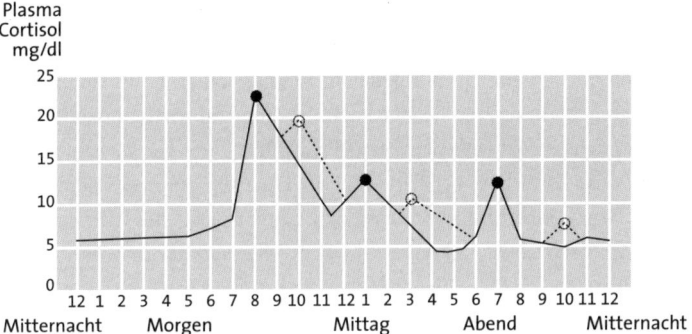

● Hauptmahlzeit
○ Zwischenmahlzeit

Die erste Mahlzeit des Tages sollte unbedingt vor 10 Uhr stattfinden, um das Blutzuckertief um 10 Uhr abfangen zu können. Sie kann etwas Kohlenhydrate enthalten, aber es genügt, wenn Obst gegessen wird. Das Frühstück bestimmt die Reaktion auf alle Mahlzeiten des Tages. Diesen Effekt nennt man „Second meal effect"[7].

Wenn man zum Frühstück hoch glykämische Lebensmittel wie Weißbrot mit Marmelade zu sich nimmt, ist der glykämische Index der gleichen Art Lebensmittel (z.B. Nudeln) beim Mittagessen höher, als hätte man zum Frühstück Quark gegessen.

Zudem muss vom Beginn des Tages an genügend Tryptophan zur Verfügung stehen, daher sollte die erste Mahlzeit des Tages immer etwas Protein enthalten. Natürlicherweise ist der Serotoninspiegel zum

Tagesbeginn relativ hoch, daher ist dies die „ungefährlichste" Mahlzeit für den Konsum von viel Protein und eine dadurch ausgelöste Noradrenalinstimulierung[8].

Es ist günstig, zum Frühstück Quark oder eine andere Form von Proteinen zu essen, in Kombination mit Obst oder Gemüse. Wer Brötchen möchte, sollte Roggenbrötchen essen. Es gibt sie in verschiedener Qualität – manche Roggenbrötchen sind in Wirklichkeit Weizenbrötchen mit ein ganz paar Körnchen Roggen dabei. Es ist unbedingt darauf zu achten, dass es sich wirklich um Roggenbrötchen handelt.

Die nächste Mahlzeit nach dem Frühstück sollte vor 12 Uhr stattfinden, etwa zwischen 11.00 und 11.30 Uhr. Es kann entweder eine kleine Zwischenmahlzeit sein oder aber ein vorgezogenes Mittagessen. Diese Mahlzeit sollte unbedingt etwas Kohlenhydrate und unbedingt etwas Protein enthalten. Ideal wäre es, ein bisschen Fisch zu essen, etwa als Lachsbrötchen. Aber viele Menschen mögen keinen Fisch, dann ist z.B. Emmentaler Käse günstig, weil dieser ebenfalls viel Tryptophan enthält.

Wer mag, kann auch um diese Zeit schon zu Mittag essen. Dann ist eine Verteilung von mindestens 1/3 Protein, 1/3 Stärke und 1/3 Gemüse/Salat günstig[9]. Das Verhältnis von Kohlenhydraten zu Protein ist wegen des höheren Eiweißanteils zwar nicht ganz optimal – dennoch ist nach einer solchen Mahlzeit ein ausreichender Aufbau von Serotonin im Gehirn gewährleistet. Außerdem hält ein solches Mittagessen länger vor als eine Mahlzeit mit weniger Protein.

Das Eiweiß sättigt lange, und die Kohlenhydrate stabilisieren auf eine angemessene Weise den Serotoninspiegel. Wenn sehr viel mehr Eiweiß gegessen wird, ist der Serotonin stabilisierende Effekt nicht stark genug.

Die nächste Mahlzeit sollte zwischen 14 und 15 Uhr stattfinden, weil um diese Zeit der Cortisolspiegel beim Menschen mit einer Erschöpfung der Nebennierenrinde noch einmal abfällt (ein Zwischentief), und dieser Snack muss dieses Tief abfangen[10].

NPY und Galanin über den Tag verteilt lösen zu bestimmten Zeiten
Hunger auf Fett und auf Süßes aus
Zitiert nach James L. Wilson, Zeichnung wurde verändert

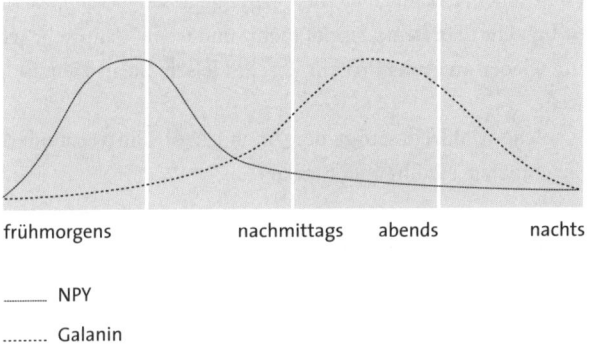

——— NPY

········· Galanin

Hunger und Galanin
Zitiert nach Elizabeth Somer, Zeichnung wurde verändert

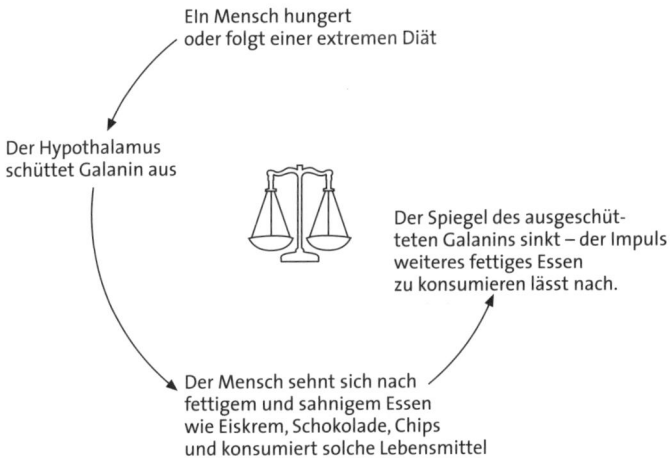

Diese Mahlzeit muss nicht reichlich sein – entweder gilt sie als Mittagessen oder als eine weitere kleine Zwischenmahlzeit. Sie ist ein MUSS, solange man Bulimie praktiziert!

Die letzte Mahlzeit des Tages sollte zwischen 17 und 18 Uhr nachmittags stattfinden, es kann aber auch später gegessen werden. Zu dieser Mahlzeit braucht man keine Stärke mehr, und wenn, dann sehr wenig. Man kann wiederum etwas Protein, Fisch, Fleisch, Salat, Gemüse oder Obst essen.

Eine solche Mahlzeit sättigt den Abend über und vermindert die Gefahr nächtlicher Heißhungerattacken.

Wie viel darf ich wovon essen?

Kaum eine Frage ist mir häufiger gestellt worden. Dies ist ein Vorschlag für eine lebenslange Ernährungsumstellung, keine Reduktionsdiät. Wenn keine belohnenden Lebensmittel mehr gegessen werden, kann man damit rechnen, dass sich das Sättigungsgefühl bald wieder von selber regelt. Es dauert ungefähr 3-5 Wochen, bis sich der Appetit wieder auf ein natürliches Verhalten eingependelt hat.

Wer feststellt, dass er auf bestimmte Lebensmittel süchtig reagiert, also z.B. auf Brot oder Nudeln, muss sie weglassen. Ein optimaler Serotoninaufbau für 3 Stunden ist gewährleistet, wenn Kohlenhydrate und Protein im Verhältnis 5:1 konsumiert werden. 40 Gramm Kohlenhydrate und 8 Gramm Protein genügen[11] – das ist ein halbes Käsebrötchen, eine Tasse Nudeln mit Käse oder ein halbes Fischbrötchen. Das ist sehr wenig. Es ist ohne weiteres möglich, sich an diesen Ernährungsideen zu orientieren und dennoch sein Gewicht zu halten.

Günstige Lebensmittel (wählen)

Brot
Pumpernickel, Roggenbrot mit Natursauerteig, Roggenbrötchen mit Natursauerteig, Schrotbrot.

Getreide
Amaranth, Buchweizen, Dinkel, Gerste, Hirse, Quinoa, Roggen, Hafer, selten: Weizen.

Reis
Brauner Reis, Vollkornreis, Wildreis.

Teigwaren
Pasta aus Hartweizen, Vollkornnudeln, selten: Eiernudeln.

Milchprodukte
Manche Milchprodukte enthalten soviel Milchzucker, dass sie für die Entwöhnungszeit nicht besonders günstig sind.

Günstige Milch- und Käseprodukte sind
Butterkäse, Edamer, Emmentaler, Feta, Gorgonzola, Gouda, Hartkäse, Kochkäse, Limburger, Mozzarella, Parmesan, Quark, Romadur, Roquefort, Schafskäse, Tilsiter, Ziegenfrischkäse, Ziegenkäse.

Fisch
Fisch ist generell günstig, da er viele Omega-3-Fettsäuren enthält. Dies gilt auch für fetten Fisch. Man sollte lieber etwas weniger Fisch essen, als fetten Fisch ganz zu meiden. Je öfter man Fisch auf dem Speiseplan hat, desto besser: Aal, Austern, Blaufisch, Dorade, Engelfisch, Flunder, Forelle, Goldmakrele, Hecht, Heilbutt, Hering, Hummer, Kabeljau, Kammmuscheln, Krabben, Lachs, Makrele, Muscheln, Sardinen, Schellfisch, Schnecken, Thunfisch, Tintenfisch, Wolfsbarsch, Zackenbarsch.

Fleisch
Kalb, Kaninchen, Lamm, Reh/Hirsch, Wildschwein.

Geflügel
Ente, Fasan, Gans, Huhn, Pute, Rebhuhn, Wachtel.

Bohnen
Butterbohnen, Grüne Bohnen, Kidneybohnen, Pintobohnen, schwarze Bohnen, Sojabohnen, Wachsbohnen, Wachtelbohnen, weiße Bohnen.

Obst
Äpfel, Aprikosen, Birnen, Erdbeeren, Grapefruit, Heidelbeeren, Himbeeren, Holunderbeeren, Kirschen, Limonen, Orangen, Pfirsiche, Pflaumen, Sanddorn, Zitronen.

Gemüse
Alfalfasprossen, Ampfer, Artischocken, Bambussprossen, Blattsalat (alle Sorten), Blumenkohl, Brokkoli, Brunnenkresse, Champignons, Chinakohl, Eisbergsalat, Feldsalat, Fenchel, Frühlingszwiebeln, Grünkohl, Gurken, Knoblauch, Kohlrabi, Kopfsalat, Mangold, Okra, Paprika, Pilze, Porree, Radieschen, Rosenkohl, Rotkohl, Rotkraut, Ruccola, Salatgurken, Sauerkraut, Schalotten, Sellerie, Spargel, Spinat, Spitzkohl, Staudensellerie, Weißkohl, Wirsing, Zwiebeln.

Öl
Günstige Öle für den Salat sind: Hanfsamenöl, Leinöl, Rapsöl, Walnussöl. Diese Öle sind jedoch nicht besonders geeignet zum Kochen, denn essentielle Fettsäuren degenerieren unter dem Einfluss von Hitze und tragen dann zur Bildung von freien Radikalen bei. Günstig zum Kochen ist Olivenöl, etwas Butter in geringen Mengen.

Gewürze und Gewürzkräuter
Apfelessig, Bierhefe, Biobin, Essig, Fleischbrühe, Ingwer, Kardamon, Koriandersamen, Kreuzkümmel, Kümmel, Kurkuma, Muskatnuss, Nelken, Paprikagewürz, Pfeffer, Piment, Safran, Senf, Speisesalz, Tabasco-Sauce, Wacholderbeeren, Zimt, Zitronengras.
Basilikum, Dill, Estragon, Kerbel, Koriander, Majoran, Minze, Oregano, Petersilie, Pimpinelle, Rosmarin, Salbei, Schnittlauch, Thymian, Zitronenmelisse.

Getränke
Gemüsesaft, Mineralwasser, alle Frucht- und Kräutertees, grüner Tee.

Ungünstige Lebensmittel (meiden)

Brot
Baguette, Brezeln, Buiskuitkuchen, Cornflakes, Croissant, Graham Cracker, Hamburger, Kartoffelchips, Knäckebrot, Knuspermüsli, Kräcker, Kuchen, Maischips, Pita-Brot, Popcorn, Puffweizen, Roggencrisps, Salzbrezeln, Vollkornbrötchen (wenn innen weiß oder mit Malzsirup gefärbt), Waffeln, Weißbrot, Brötchen, Pizza, etc.

Reis
Basmati-, Paraboild-, Puffreis, weißer Reis, Reis-Crispies, Reiskuchen, Reiswaffeln.

Milchprodukte
Brie, Buttermilch, Camembert, Cheddar, Crème fraiche, Dickmilch, Doppelrahmkäse, Frischkäse, Hüttenkäse, Joghurt, Joghurt natur (Grenzfall, kann ab und zu gegessen werden), Kefir, Kondensmilch, Magerkäse, Milch (Grenzfall, in gewissen Mengen), Sahne, Saure Sahne, Schmelzkäse.

Fleisch
Schweine- und Rinderfleisch.

Obst
Ananas, Apfelmus, Bananen, Clementine, Datteln, Feigen, Honigmelone, Kiwi, Kochbananen, Mandarinen, Mango, Netzmelonen, alle Fruchtsäfte, Papaya, Rosinen, Satsumas, Wassermelone, Weintrauben.
Achtung: Viele der hier genannten Obstsorten sind im Prinzip sehr gesund, aber sie enthalten sehr viel natürliche Süße. Dennoch, sie dürfen eher gegessen werden als beispielsweise Zuckerwaren.

Gemüse
Auberginen, Avocado, Erbsen, Gewürzgurken, Karotten/Möhren, Kartoffeln, Kartoffelpürree, Kichererbsen, Kürbis, Mais, Oliven, Pastinaken, Rüben, Salzdillgurken, Schwarzwurzel, Süßkartoffel, Tomaten, Weizenkeime, Wurzelgemüse, Yam, Zucchini, Zuckerrüben.
Auch hier gilt: Diese Gemüsesorten sind im Prinzip gesund. Sie können nur für die Entwöhnungszeit problematisch werden, weil sie zuviel Stärke enthalten.

Öl und Fett
Maisöl, Färberdistelöl, Sonnenblumenöl, Erdnussöl, Schweineschmalz, Bratenfett, Margarine, Butter (es ist möglich, sehr wenig zum Kochen zu verwenden), Palmöl, Kokosöl.

Getränke
Bier, Cocktails, Fruchtsäfte, Kaffee (1-2 Tassen am Tag sind möglich), Kakao, Liköre, Wein, Schnaps, schwarzer Tee.

Zuckerhaltige Nahrung
Ahornsirup, Apfeldicksaft, Birchermüsli, Birnendicksaft, Bonbons, Eiskrem, Fruchtgummi, Honig, Joghurt mit Süßstoff oder süßen Früchten, Ketchup, Limonade, Marmelade, Marzipan, Nutella, Schokolade, usw. Ahornsirup, Apfel- und Birnendicksaft gelten häufig als gesunde Alternative zum Zucker. Tatsächlich sind sie gesünder, aber die Bauchspeicheldrüse provozieren sie trotzdem. Wegen des süßen Geschmacks wirken sie trotzdem belohnend und provozieren eine Beta-Endorphinausschüttung. Sie sind also nicht besser als Zucker, weil sie im Gehirn sehr ähnliche Effekte provozieren.

Zucker und Süßstoff
Süßstoffe sind schlimmer als Zucker. Sie unterbinden in der Leber die Verstoffwechselung von Glykogen zu Glucose und destabilisieren auf diesem Wege den Blutzuckerspiegel – und das noch 90 Minuten nach dem Konsum. Ansonsten ist es ratsam, die Etiketten zu lesen. Alle Zuckerformen sind problematisch, sie verstecken sich nur manchmal hinter verschiedenen Namen: Dextrose, Maltose, Saccharose, Glucosesirup, Malzsirup, Malzzucker, Melasse, Milchzucker, Streuzucker, Traubenzucker und viele andere können Sucht auslösen.

Das beste ist es, Lebensmittel im möglichst naturbelassenen Zustand zu kaufen.

Nahrungsergänzungsmittel

Solange man unter Attacken leidet – und noch einige Monate nach der letzten Attacke – ist es sinnvoll, Nahrungsergänzungsmittel zu nehmen, weil durch den Stress der Bulimie einerseits und die Fehlernährung andererseits die Gefahr besteht, dass wichtige Vitamine und Spurenelemente nicht zum Aufbau von Serotonin und der Stabilisierung des Blutzuckerspiegels vorhanden sind.

Das Spurenelement Chrom und seine Wirkung wurde bereits in Kapitel 7 schon ausführlich beschrieben. Die Deutsche Gesellschaft für Ernährung empfiehlt 50µg Chrom am Tag – dies ist jedoch bei Bulimie zu wenig. Ich empfehle 3 mal eine Tablette am Tag (zu je 50µg, das sind 150µg) und habe damit sehr gute Erfahrungen gemacht. Allerdings muss bei eventuellem Vorliegen einer Krankheit immer zuerst mit dem Hausarzt gesprochen werden. In der Apotheke gibt es verschiedene Präparate zu unterschiedlichen Preisen zu kaufen. Das gängigste Präparat heißt „Chromium GTF". Davon kann man 3 Tabletten über den Tag verteilt einnehmen.

Weiterhin wichtig: ein Vitamin-B-Präparat mit allen B-Vitaminen. Bierhefe in ausreichender Menge genügt, aber es kann auch ein Vitamin-B-Präparat aus der Apotheke, das alle B-Vitamine enthält, genommen werden, denn bei manchen Menschen wirkt Hefe Hunger auslösend.

Ebenso wichtig: Magnesium und Kalzium. Sie sollten jedoch nicht zusammen genommen werden, da sie sich in der Resorption gegenseitig behindern können. Auch hier kann man sich an ein handelsübliches Präparat halten.

Ganz wichtig für alle, die keinen Fisch mögen, aber auch für alle anderen, die Bulimie praktizieren: Fischölkapseln aus der Apotheke, dosiert nach Packungsanleitung.

Der Eiweiß-Shake nach den Attacken sollte – wie gesagt – eine biologische Wertigkeit von über 100% haben. Hier ist es sehr wichtig, Eiweiß zu *trinken* – die Verdauung von festem Eiweiß würde viel zu lange dauern.

Warum Abführmittel Heißhunger auslösen

Alle Abführmittel haben einen entwässernden Effekt auf den Körper. Das bedeutet physischen Stress – und zwar extremen. Der Körper reagiert sowohl auf psychischen wie physischen Stress mit der Ausschüttung von Cortisol[12].

Je mehr Stress, desto mehr Cortisolausschüttung, und je mehr Cortisolausschüttung provoziert wird, desto mehr wird die Erschöpfung der Nebennierenrinde verstärkt. Je stärker die Erschöpfung der Nebennierenrinde, je tiefer der Blutzuckerspiegel, desto grausamer werden die Attacken. Abführmittel sind keine Lösung, sondern ein Problem.

Was Sport kann – und warum man welchen Sport treiben sollte

Warum ist Sport bei der Heilung aller Essstörungen so zentral wichtig? Sport kann die Gehirnchemie so verändern, dass man weniger Heißhungerattacken bekommt und sich stärker und gesünder fühlt. Sport steigert entweder den Serotoninspiegel – wenn er ruhig und ausgeglichen ist – oder den Dopamin-/Noradrenalinspiegel. Alle aufregenden Wettkampfsportarten steigern Dopamin bzw. Noradrenalin. Wer Bulimie praktiziert, sollte sehr wenig Wettkampfsportarten wählen oder aber sie mindestens durch ein oder zwei Abende mit einer serotoninsteigernden Sportart ausgleichen. Tangotanzen, Fechten oder Karate tragen zu einer Überstimulierung durch Noradrenalin/Dopamin bei. Laufen, sanftes Aerobic und Yoga steigern Serotonin.

Sport baut Muskeln auf, und Muskeln sind das einzige Organ, das Zucker aus dem Blut in angemessener Menge herausziehen kann und so den Blutzuckerspiegel auf natürliche Weise reguliert. Je mehr Muskeln ein Mensch hat, desto stabiler ist seine Blutzuckerreaktion. Anders gesagt: Er kann mehr „Fehler" machen, das heißt, ein Eis wirkt nicht ganz so ausgeprägt wie bei jemandem mit untrainierten Muskeln.

Forscher an der Freien Universität Berlin fanden heraus, dass eine halbe Stunde Laufen am Tag ebenso antidepressiv wirkt wie entsprechende Medikamente. Bestimmte Sportarten kurieren zudem eine Erschöpfung der Nebennieren und sorgen für eine psychisch ausgeglichene Stimmung. Sport ist notwendig, um Cortisol und andere Stresshormone abzubauen, die sonst „giftig" und zerstörerisch im Körper wirken.

Geeignete Sportarten sind[13]
Dehnübungen
Walking auf flacher Ebene
Radfahren auf flacher Ebene

Kanu fahren in ruhigen Gewässer
Sanftes Jogging
Langstreckenlauf (aber nicht bei Wettkämpfen)
Sanftes Tanzen
Sanftes Aerobic
Meditative asiatische Sportarten
Fischen/Angeln
Yoga
Autogenes Training

Schlaf

Auch wenn es nicht sonderlich attraktiv klingt: Regelmäßige Schlafenszeiten normalisieren den Cortisolspiegel, wirken sich günstig auf den Serotoninspiegel aus, beheben eine Erschöpfung der Nebennierenrinde, dienen der Erholung und mildern so Bulimie. Am besten ist es, auf mindestens 7 Stunden Schlaf pro Nacht zu achten.

Schreiben

Eine der wirksamsten Methoden, den Serotoninspiegel zu heben, ist schreiben. Kaufen Sie sich ein Heftchen und schreiben sie jeden Morgen 10 Minuten etwas zu folgendem Thema auf: Angenommen, ich wäre frei – was würde ich denken, planen, tun, fühlen? Es gibt kein falsch oder richtig. Aber Schreiben hebt den Serotoninspiegel ausgesprochen wirksam. Es ist gleichgültig, ob Sie jeden Tag das gleiche schreiben: Hauptsache, Sie schreiben. Schreiben Sie so lange, bis Sie ein halbes Jahr lang keine Bulimie mehr praktiziert haben[14].

Musik

Stark rhythmische, stark energetisierende Musik ist immer eine Noradrenalin und Dopamin steigernde Musik. Wer jede Nacht in die Disco geht, erhöht seinen Noradrenalinspiegel so sehr, dass es wahrscheinlich ist, dass er oder sie weiterhin Attacken erlebt. Beruhigende, sanfte Musik dagegen steigert die Ausschüttung von Serotonin und entspannt.

Wenn man weiß, dass eine Attacke naht, kann man beruhigende, Serotonin steigernde Musik auflegen, die man mag. Das trägt zur Milderung der ablaufenden Stressreaktion bei. Es gibt viele gute CDs mit Meditations- und Entspannungsmusik[15].

Bulimie und der innere Dialog

Bulimie entsteht, weil der Serotoninspiegel zu niedrig ist, nicht wegen des Schönheitsideals. Solange der Sertoninspiegel zu niedrig ist, denkt man den ganzen Tag ans Essen.

Man kann nicht *nicht* ans Essen denken, solange die Gehirnchemie dies erfordert. Man kann auch Hirnzentren wie den Hypothalamus nicht durch den sogenannten freien Willen kontrollieren.

Wer aus Bulimie und Binge Eating aussteigen möchte, kann dies als aktiven Prozess begreifen, bei dem der Serotoninspiegel gezielt gehoben wird. Eine weitere Möglichkeit ist, im inneren Dialog nicht mehr mit sich in der Du-Form zu sprechen („Du hast schon wieder Eis gefressen"), sondern in Ich-Form („Ich habe Eis gegessen"). Es ist nützlich, sich selbst keine Befehle mehr in Du-Form zu erteilen, denn diese Form des inneren Dialog setzt Anteile der eigenen Persönlichkeit in den Tiefstatus und trägt so zur Depression und letztlich zu Heißhungerattacken bei.

Man kann sich zudem notieren, welche emotionale Rolle man in einer Beziehung kurz vor einer Attacke innehatte. Mareike erlebte immer dann Attacken, wenn sie andere umsorgte, ihr dies aber eigentlich auf die Nerven ging. Dann kann man vorsichtig beginnen, diese Rolle zu verändern. Mareike beschloss eines Tages, ihrem völlig passiven Ex-Freund nicht mehr bei jeder allerkleinsten Schwierigkeit zu helfen. Sie beschloss auch, für sich selbst etwas zu wollen – und die Attacken reduzierten sich umgehend.

Notieren Sie einfach ein paar Wochen lang, wie Sie sich gefühlt haben, was an den Tagen passiert ist, an denen Sie Attacken hatten. Es wird Ihnen helfen, die Zusammenhänge herzustellen und sich weniger hilflos, weniger schlecht, weniger ausgeliefert zu fühlen – insgesamt stärker, selbstbewusster, entspannter.

Um seine emotionale und soziale Rolle in wichtigen Beziehungen zu verändern, ist es über die gegebenen Ratschläge hinaus nützlich, sich therapeutische Hilfe zu suchen.

Was man aber für sich selbst tun kann, ist eine Ernährungsumstellung.

Jeder Konsum von Zucker und Weißmehl trägt zu Bulimie und Binge Eating bei. Janine hatte mehrere Jahre Bulimie mit mehreren Attacken am Tag. Nur zwei Monate, nachdem sie den Zucker ganz weggelassen hatte, war sie frei – und glücklich. „Es war eine solche Erleichterung", sagte sie, „zu wissen, dass es genügt, einen Stoff einfach wegzulassen."

Vielleicht läuft es nicht für jeden so leicht, aber die hier gemachten Vorschläge können in jede Therapie integriert werden und haben vielen Frauen geholfen.

Wie heißt es so schön?
Do it.

Anmerkungen

1. Kapitel

1 Kernberg, Otto: (1994), Vortrag auf der Konferenz: Evolution of Psychotherapy, Hamburg, 27.-31. Juli 1994
2 Internet, www.trichotillomanie.de
3 New Scientist, Februar 2003
4 Stimmer, Prof. Dr. Franz: (2000), Stichwort Essstörungen
5 Hart, Carol: (1996), S. 179 und Somer, Elizabeth (1999)
6 Langsdorff, Maja: (2002)
7 Langsdorff, Maja: (2002)
8 Volker Pudel auf dem wissenschaftlichen Pressekolloquium „Sucht und Suchtbegriff", Karlsruhe 1988, Zitiert nach Langsdorff, Maja: (2002)
9 Gröne, Margret: (1997)
10 Pinel, John P. J.; Wolfram Boucsein (Hrsg.): (2001)
11 Pinel, John P. J.; Wolfram Boucsein (Hrsg.): (2001)
12 Pinel, John P. J.; Wolfram Boucsein (Hrsg.): (2001)
13 Das Konzept der „Adrenal Fatigue" wurde von dem amerikanischen Arzt James L. Wilson entwickelt. Meines Wissens gibt es noch keine Untersuchung über den Zusammenhang zwischen Bulimie und einer Erschöpfung der Nebennierenrinde. Mir erscheint dieser Zusammenhang aufgrund meiner Beobachtungen jedoch außerordentlich plausibel.
14 Wilson, James L., ND, DC, Ph.D: (2001)
15 Ellrott, Thomas; Pudel, Volker: (1997)
16 Somer, Elizabeth, M.A., R.D.: (1999)
17 Somer, Elizabeth, M.A., R.D.: (1999)
18 Cuntz, Ulrich; Hillert, Andreas: (2000)
19 Pinel, John P. J.; Wolfram Boucsein (Hrsg.): (2001)
20 Nach Angaben der Süßwarenindustrie im Jahre 2001

21 Pater, Siegfried: (2002)
22 New Scientist, Februar 2003
23 Stimmer, Prof. Dr. Franz: (2000), Stichwort Essstörungen
24 Böhme, Gernot: (1997)
25 Zittlau, Jörg: (2003)
26 Cuntz, Ulrich; Hillert, Andreas: (2000)
27 Ziegler, Eugen; Bachmann, Christian (Hrsg.): (1987)

2. Kapitel

1 Pollmer, Udo: (1999)
2 Pollmer, Udo: (1999)
3 Pollmer, Udo: (1999)
4 Leonard, William R.: In: Spektrum der Wissenschaft, Mai 2003, S. 30 ff. Spektrum d. Wiss., Heidelberg
5 Pollmer, Udo: (1999)
6 Pollmer, Udo: (1999)
7 Pinel, John P. J.; Wolfram Boucsein (Hrsg.): (2001)
8 Pollmer, Ulrich: (1999)
9 Zittlau, Jörg: (2003)
10 Zittlau, Jörg: (2003)
11 Zittlau, Jörg: (2003)
12 Logue, Alexandra W.: (1998)
13 Logue, Alexandra W.: (1998)
14 Klein, Stefan: (2002)
15 Paczensky, Gert von; Dünnebier, Anna: (1994)
16 Leonard, William R.: Spektrum der Wissenschaft, Mai 2003, S. 30 ff. Spektrum d. Wiss., Heidelberg
17 Leonard, William R.: Spektrum der Wissenschaft, Mai 2003, S. 30 ff. Spektrum d. Wiss., Heidelberg
18 Somer, Elizabeth, M.A., R.D.: (2001)
19 Somer, Elizabeth, M.A., R.D.: (2001)
20 Hüther, Gerald: (1999)

21 Paczensky, Gert von; Dünnebier, Anna: (1994)
22 Worm, Nicolai: (2000)
23 Worm, Nicolai: (2000)
24 Rehner, Gertrud; Daniel, Hannelore: (2002)
25 Somer, Elizabeth, M.A., R.D.: (2001)
26 Masters, Roger D.; McGuire, Michael T.: (1994)
27 Bond, Geoff: (2001)
28 Van der Kolk, Bessel A.; McFarlane, Alexander C.; Weisaeth, Lars (Hrsg.): (2000)
29 Bond, Geoff: (2001)
30 Paczensky, Gert von; Dünnebier, Anna: (1994)
31 Bond, Geoff: (2001)
32 Ziegler, Eugen; Bachmann, Christian (Hrsg.): (1987)
33 Ziegler, Eugen; Bachmann, Christian (Hrsg.): (1987)
34 Ziegler, Eugen; Bachmann, Christian (Hrsg.): (1987)
35 Ziegler, Eugen; Bachmann, Christian (Hrsg.): (1987)
36 Laudan, Rachel: Der Ursprung der modernen Küche. In: Spektrum der Wissenschaft, Februar 2001, S. 66 ff. Spektrum d. Wiss., Heidelberg
37 Laudan, Rachel: Der Ursprung der modernen Küche. In: Spektrum der Wissenschaft, Februar 2001, S. 66 ff. Spektrum d. Wiss., Heidelberg
38 Paczensky, Gert von; Dünnebier, Anna: (1994)
39 Ziegler, Eugen; Bachmann, Christian (Hrsg.): (1987)
40 Didou-Manent, Michèle; Ky, Tran; Robert, Hervé: (1998)

3. Kapitel

1 Die gesamte Darstellung dieses Kapitels orientiert sich an: Pinel, John P. J.; Wolfram Boucsein (Hrsg.): (2001) sowie Robertson, Joel; Monte, Tom: (1997)

4. Kapitel

1. Wilson, James L., ND, DC, Ph.D.; (2001)
2. Internet, gynehormonweb, Folgeseite: B-16-Neuropeptide.html, 25.01.02
3. Internet, gynehormonweb, Folgeseite: B-16-Neuropeptide.html, 25.01.02
4. Internet, gynehormonweb, Folgeseite: B-16-Neuropeptide.html, 25.01.02
5. Internet, gynehormonweb, Folgeseite: B-16-Neuropeptide.html, 25.01.02
6. Internet, gynehormonweb, Folgeseite: C16-CRH.html, 05.12.01
7. Morawietz, Horst: (2000)
8. Wurtman, Judith; Suffers, Susan: (1996)
9. Internet, gynehormonweb, Folgeseite: B-16-Neuropeptide.html, 25.01.02
10. Hoebel, Bartley G.; Rada, Pedro V.; Mark, Gregory P.; Pothos, Emmanuel N.: (1999)
11. Morawietz, Horst: (2000)
12. Morawietz, Horst: (2000)
13. Internet, gynehormonweb, Folgeseite: C16-CRH.html, 05.12.01
14. Morawietz, Horst: (2000)
15. Internet, www.netdoktor.de
16. Rivas, Paul; Tremblay, E.A.: (2003)
17. Hoebel, B.G.; Rada, P.V.; Mark, G.P.; Pothos, E.N.: (1999)
18. Robertson, Joel; Monte, Tom: (1997)
19. Roth, Gerhard: (2001)
20. Van der Kolk, Bessel A.; McFarlane, Alexander C.; Weisaeth, Lars (Hrsg.): (2000)
21. Robertson, Joel; Monte, Tom: (1997)
22. Rauland, Marco: (2001)
23. Masters, Roger D.; McGuire, Michael T.: (1994)

5. Kapitel

1 Robertson, Joel; Monte, Tom: (1997)
2 Robertson, Joel; Monte, Tom: (1997)
3 Robertson, Joel; Monte, Tom: (1997)
4 Roth, Gerhard: (2001)
5 Roth, Gerhard: (2001)
6 Internet - Suomi, Stephen, www.trichotillomanie.de
7 Internet – www.trichotillomanie.de
8 Internet – www.trichotillomanie.de
9 Kautzmann, Gabriele; Miketta, Gaby (Hrsg.): (1999)
10 Bowlby, John: (2001)
11 Bowlby, John: (2001)
12 Claude-Pierre, Peggy: (1997)
13 Masters, Roger D.; McGuire, Michael T.: (1994)
14 Masters, Roger D.; McGuire, Michael T.: (1994)
15 Masters, Roger D.; McGuire, Michael T.: (1994)
16 Masters, Roger D.; McGuire, Michael T.: (1994)
17 Johnstone, Keith: (2000)
18 Johnstone, Keith: (2000)
19 Johnstone, Keith: (2000)
20 Johnstone, Keith: (2000)
21 Robertson, Joel; Monte, Tom: (1997)
22 Kotulak, Ronald: (1998)
23 Kotulak, Ronald: (1998)
24 Bowlby, John: (2001)
25 Bowlby, John: (2001)
26 Vaughan, Susan: (2001)
27 Vaughan, Susan: (2001)
28 Vaughan, Susan: (2001)
29 Vaughan, Susan: (2001)
30 Vaughan, Susan: (2001)
31 Hüther, Gerald; Rüther, Eckart: (2000)

32 Gonder, Ulrike, www.Optipage.de, Artikel: „Sport und Diät = Essstörung?"

6. Kapitel

1 Schandry, Rainer: (2003)
2 Zehentbauer, Josef: (2000)
3 Zehentbauer, Josef: (2000)
4 Robertson, Joel; Monte, Tom: (1997)
5 Masters, Roger D.; McGuire, Michael T.: (1994)
6 Robertson, Joel; Monte, Tom: (1997)
7 Robertson, Joel; Monte, Tom: (1997)
8 Robertson, Joel; Monte, Tom: (1997)
9 Wurtman, R. and Wurtman, J.: Carbohydrates and Depression. Scientific American 1989
10 Schandry, Rainer: (2003)
11 Roth, Gerhard: (2001)
12 Roth, Gerhard: (2001
13 Robertson, Joel; Monte, Tom: (1997)
14 Zehentbauer, Josef: (2000)
15 Snyder, Solomon H.: (1988)
16 Zehentbauer, Josef: (2000)
17 Hüther, Gerald; Rüther, Eckart: (2000) und Hüther, Gerald: (1997)
18 Robertson, Joel; Monte, Tom: (1997)
19 Robertson, Joel; Monte, Tom: (1997)
20 Zehentbauer, Josef: (2000)
21 Robertson, Joel; Monte, Tom: (1997)
22 Robertson, Joel; Monte, Tom: (1997)
23 Robertson, Joel; Monte, Tom: (1997)
24 Robertson, Joel; Monte, Tom: (1997)
25 Robertson, Joel; Monte, Tom: (1997)
26 Robertson, Joel; Monte, Tom: (1997)

7. Kapitel

1 Hüther, Gerald; Rüther, Eckart: (2000)
2 Hüther, Gerald; Rüther, Eckart: (2000)
3 Masters, Roger D.; McGuire, Michael T.: (1994)
4 Oberbeil, Klaus: (2000)
5 Oberbeil, Klaus: (2000)
6 Oberbeil, Klaus: (2000)
7 Strunz, Ulrich: (2001)
8 Oberbeil, Klaus: (1999)
9 Hüther, Gerald; Rüther, Eckart: (2000)
10 Pollmer, Udo: (1999)
11 Pollmer, Udo: (1999)
12 Rehner, Gertrud; Daniel, Hannelore: (2002)
13 Wurtman, R. and Wurtman, J.: Carbohydrates and Depression. Scientific American 1989
14 Wurtman, Judith; Suffers, Susan: (1996)
15 Wurtman, Judith; Suffers, Susan: (1996)
16 Wurtman, Judith; Suffers, Susan: (1996)
17 Hamm, Michael, Prof. Dr.: (2001)
18 Rehner, Gertrud; Daniel, Hannelore: (2002)
19 Wurtman, Judith; Suffers, Susan: (1996)
20 Oberbeil, Klaus: (1994)
21 Binder, Franz; Wahler, Josef: (1999)
22 Hamm, Michael, Prof. Dr.: (2001)
23 Bond, Geoff: (2001)
24 Rehner, Gertrud; Daniel, Hannelore: (2002)
25 Puhn, Adele: (1996)
26 Kamen, Betty: (1997)
27 Kamen, Betty: (1997)
28 Talbott, Shawn, Ph. D.: The Cortisol Connection: (2002)
29 Wilson, James L., ND, DC, Ph.D.; (2001)
30 Wilson, James L., ND, DC, Ph.D.; (2001)

31 Wilson, James L., ND, DC, Ph.D.; (2001)
32 Ellrott, Thomas; Pudel, Volker: (1997)
33 Stoll, Andrew L.: (2001)
34 Strunz, Ulrich; Jopp Andreas: (2002)
35 Bond, Geoff: (2001)
36 Bond, Geoff: (2001)
37 Stoll, Andrew L.: (2001)
38 Stoll, Andrew L.: (2001)
39 Stoll, Andrew L.: (2001)
40 Worm, Nicolai: (2000)
41 Strunz, Ulrich; Jopp Andreas: (2002)
42 Strunz, Ulrich; Jopp Andreas: (2002)
43 Stoll, Andrew L.: (2001)
44 Stoll, Andrew L.: (2001)
45 Wilson, James L., ND, DC, Ph.D.; (2001)

8. Kapitel

1 Schandry, Rainer: (2003)
2 Schandry, Rainer: (2003)
3 Schandry, Rainer: (2003)
4 Schandry, Rainer: (2003)
5 Rivas, Paul; Tremblay, E.A.: (2003)
6 Hoebel, Bartley G.; Rada, Pedro V.; Mark, Gregory P.; Pothos, Emmanuel N.: (1999)
7 Hoebel, Bartley G.; Rada, Pedro V.; Mark, Gregory P.; Pothos, Emmanuel N.: (1999)
8 Hoebel, Bartley G.; Rada, Pedro V.; Mark, Gregory P.; Pothos, Emmanuel N.: (1999)
9 Hoebel, Bartley G.; Rada, Pedro V.; Mark, Gregory P.; Pothos, Emmanuel N.: (1999)
10 Hoebel, Bartley G.; Rada, Pedro V.; Mark, Gregory P.; Pothos, Emmanuel N.: (1999)

11 DesMaisons, Kathleen, Ph.D.: (1998)
12 Roth, Gerhard: (2001)
13 Roth, Gerhard: (2001)
14 Roth, Gerhard: (2001)
15 Pert, Candace B.: (2001)
16 Somer, Elizabeth, M.A., R.D.: (1999)
17 Somer, Elizabeth, M.A., R.D.: (1999)
18 DesMaisons, Kathleen, Ph.D.: (2000)
19 DesMaisons, Kathleen, Ph.D.: (2000)
20 DesMaisons, Kathleen, Ph.D.: (1998)
21 DesMaisons, Kathleen, Ph.D.: (1998)
22 DesMaisons, Kathleen, Ph.D.: (1998)
23 Ellrott, Thomas; Pudel, Volker: (1997)
24 DesMaisons, Kathleen, Ph.D.: (2000)

9. Kapitel

1 Worm, Nicolai: (2000)
2 Oberbeil, Klaus: (1999)
3 Oberbeil, Klaus: (1999)
4 Robertson, Joel; Monte, Tom: (1997)
5 Wilson, James L., ND, DC, Ph.D.; (2001)
6 Somer, Elizabeth, M.A., R.D.: (1999)
7 Worm, Nicolai: (2000)
8 Wurtman, Judith; Suffers, Susan: (1996)
9 Heller, Richard F.; Heller, Rachael F.: (2001)
10 Wilson, James L., ND, DC, Ph.D.; (2001)
11 Wurtman, Judith; Suffers, Susan: (1996)
12 Talbott, Shawn, Ph. D.: (2002)
13 Robertson, Joel; Monte, Tom: (1997)
14 Robertson, Joel; Monte, Tom: (1997)
15 Robertson, Joel; Monte, Tom: (1997)

Literaturliste

Atkins, Robert C.; Buff, Sheila: *Forever young mit der Atkins-Diät: Das revolutionäre Programm für ein längeres, besseres und gesünderes Leben* (Orig.: Doctor Atkins' Age-Defying diet revolution, 2000). Goldmann, München 2001

Bailey, Covert: *Fit oder Fett?: Schlank, gesund u. gut gelaunt mit d. Zwölf-Minuten-Methode* (Orig.: Fit or Fat, Boston). Habegger, Derendingen 1992

Battegay, Raymond: *Die Hungerkrankheiten: Unersättlichkeit als krankhaftes Phänomen.* Fischer-Taschenbuch, Frankfurt am Main 1987

Baumel, Syd: Serotonin: *How to Naturally Harness the Power Behind Prozac and Phen/Fen.* Keats Publishing, New Canaan, Connecticut, USA 1997

Binder, Franz; Wahler, Josef: *Zuckerblocker: Alles über das süße Gift.* Econ-und-List-Taschenbuch, München 1999

Birkmayer, Walther; Riederer, Peter: *Neurotransmitter und menschliches Verhalten.* Springer, Wien; New York 1986

Böhme, Gernot: *Ethik im Kontext.* Suhrkamp Verlag; Frankfurt am Main 1997

Bond, Geoff: *Natural Eating: natürlich fit und gesund; essen, was der Körper wirklich braucht* (Orig.: The Bond Effect, Natural Eating, 2001). Beust, München 2001

Bowlby, John: *Frühe Bindung und kindliche Entwicklung* (Orig.: Child Care and the Growth of Love). Ernst Reinhardt, München 2001

Bowlby, John: *Das Glück und die Trauer: Herstellung und Lösung affektiver Bindungen* (Orig.: The Making and Breaking of Affectional Bonds). Klett-Cotta, Stuttgart 2001

Bruch, Hilde: *Eßstörungen: Zur Psychologie und Therapie von Übergewicht und Magersucht* (Orig.: Eating Disorders, Obesity, Anorexia nervosa and the Person Within, 1973). Fischer-Taschenbuch, Frankfurt am Main 1991

Bruch, Hilde: *Das verhungerte Selbst: Gespräche mit Magersüchtigen* (Orig.: Conversations with Anorexics, 1988). Fischer-Taschenbuch, Frankfurt am Main 1990

Bruch, Hilde: *Der goldene Käfig: das Rätsel der Magersucht* (Orig.: The Golden Cage, The Enigma of Anorexia Nervosa, 1978). Fischer-Taschenbuch, Frankfurt am Main 1982

Bruker, Max Otto; Gutjahr, Ilse: *Zucker, Zucker... Krank durch Fabrikzucker: Von süßen Gewohnheiten, dunklen Machenschaften und bösen Folgen für unsere Gesundheit*. Emu, Lahnstein 1995

Bruker, Max Otto; Gutjahr, Ilse: *Diabetes und seine biologische Behandlung*. Emu, Lahnstein 1986

Claude-Pierre, Peggy: *The Secret Language of Eating Disorders: How You Can Understand and Work to Cure Anorexia and Bulimia*. Vintage Books, New York, USA 1997

Cloninger, Robert C.: *A Unified Biosocial Theory of Personality and Its Role in the Development of Anxiety States*. In: Psychiatric Developments (1983), 3, S. 167-226. Oxford University Press, New York, USA

Cloninger, Robert C.: *A Systematic Method for Clinical Description and Classification of Personality Variants: A Proposal*. In: Arch Gen Psychiatry, Vol 44, Juni 1987, S. 573-588

Coe, Sopie D.; Coe, Michael D.: *Die wahre Geschichte der Schokolade* (Orig.: The True History of Chocolate, 1996). Fischer-Taschenbuch, Frankfurt am Main 1997

Colantuoni, C.; Schwenker, J.; McCarthy, J.; Rada, P.; Ladenheim, B.; Cadet, J.-L.; Schwartz, G.J.; Moran, T.H.; Hoebel, B.G.: *Excessive sugar intake alters binding to dopamine and mu-opioid receptors in the brain*. In: NeuroReport, Vol 12 No. 16, November 2001

Cooper, Robert K.; Cooper, Leslie L.: *Fettarm leben: wie Sie die Fettmacher ausschalten und die Fettverbrenner einschalten* (Orig.: Low-Fat Living, 1996). Mosaik, München 1999

Cuntz, Ulrich; Hillert, Andreas: *Eßstörungen: Ursachen, Symptome, Therapien*. Beck, München 2000

Damasio, Antonio R.: *Ich fühle, also bin ich: die Entschlüsselung des Bewusstseins* (Orig.: The Feeling of what Happens. Body and Emotion in the Making of Consciousness, 1999, New York, USA). Ullstein, München 2002

Damasio, Antonio R.: *Descartes' Irrtum: Fühlen, Denken und das menschliche Gehirn*, 2. Auflage 1996 (Orig.: Descartes' Error. Emotion, Reason and the Human Brain, 1994, New York). List, München; Leipzig 1994

Danowski, Debbie; Lazaro, Pedro: *Why Can't I Stop Eating?: Recognizing, Understanding, and Overcoming Food Addiction.* Hazelden, Center City, Minnesota, USA 2000

DesMaisons, Kathleen: *The Sugar Addict's Total Recovrey Programme: natural, simple solutions that build energy, heal depression and enhance mental focus.* Simon and Schuster, London, UK 2000

DesMaisons, Kathleen: *Potatoes not Prozac.* First Fireside Ed., New York, USA 1998

Deutsch, Georg; Springer, Sally P.: *Linkes - rechtes Gehirn* (Orig.: Left brain - right brain). Spektrum, Heidelberg; Berlin 1998

Didou-Manent, Michèle; Ky, Tran; Robert, Hervé: *Dick oder dünn?: Körperkult im Wandel der Zeit* (Orig.: Mince ou grosse, 1996, Perrin, France). Knesebeck, München 1998

Dufty, William: Zucker-Blues: *Suchtstoff Zucker* (Orig.: Sugar Blues, 1976, New York, USA). Zweitausendeins, Frankfurt am Main 1996

Ellrott, Thomas; Pudel, Volker: *Adipositastherapie: Aktuelle Perspektiven.* Georg Thieme, Stuttgart, 1997

Ettich, C.; Pfeiffer U. (Hrsg): *Anorexie und Bulimie: zwischen Todes-Sehnsucht und Lebens-Hunger.* Urban und Fischer, München; Jena 2001

Fischer, Joschka: *Mein langer Lauf zu mir selbst.* Kiepenheuer und Witsch, Köln 1999

Frangenberg, Ute: *Fatburner: Schlank werden beim Essen.* Südwest, München 2000

Frohn, Birgit: *Anti-Aging Food.* Midena, München 2000

Fuchs, Kathrin: *Meine Mutter - meine Pfunde: Eßzwänge und Erziehung* (Orig.: My Mother made me do it. How Your Mother Influenced Your Eating Patterns - And How You Can Change Them, 1989, Los Angeles, USA). BLV, München; Wien; Zürich 1991

Gebauer, Karl; Hüther, Gerald: *Kinder brauchen Wurzeln: neue Perspektiven für eine gelingende Entwicklung.* Walter, Düsseldorf; Zürich 2001

Gerlinghoff, Monika; Backmund, Herbert; Mai, Norbert: *Magersucht und Bulimie: verstehen und bewältigen.* Beltz, Quadriga, Weinheim; Berlin 1993

Goleman, Daniel: *Emotionale Intelligenz* (Orig.: Emotional Intelligence). Hanser, München; Wien 1996

Grillparzer, Marion: *Fatburner: so einfach schmilzt das Fett weg.* Gräfe und Unzer, München 1999

Grimm, Hans-Ulrich; Zittlau, Jörg: *Vitaminschock: Die Wahrheit über Vitamine: Wie sie nützen, wann sie schaden.* Drömer, München 2002

Gröne, Margret: *Wie lasse ich meine Bulimie verhungern?: Ein systemischer Ansatz zur Beschreibung und Behandlung der Bulimie.* Carl-Auer-Systeme, Heidelberg 1997

Grossarth-Maticek, Ronald: *Autonomietraining: Gesundheit und Problemlösung durch Anregung der Selbstregulation.* De Gruyter, Berlin; New York 2000

Haimann, Claudia: *Die Diabetes-Behandlung der Zukunft.* In: Spektrum der Wissenschaft, März 2002, S. 60 ff. Spektrum d. Wiss., Heidelberg

Hall, Lindsey; Cohn, Leigh: Bulimia: A Guide to Recovery. Gürze Books, Carlsbad, CA, USA 1999

Hamer, Dean; Copeland Peter: *Das unausweichliche Erbe: wie unser Verhalten von unseren Genen bestimmt ist* (Orig.: Living with Our Genes, 1998, New York, USA). Scherz, Bern; München; Wien 1999

Hamm, Michael: *Fit und schlank mit dem GLYX: dauerhaft abnehmen mit den richtigen Kohlenhydraten.* Midena, München 2001

Hamm, Michael: *Vital Food: Schönheit kann man essen.*
Verlag Gesundheit, Berlin 2000

Harrus-Révidi, Gisèle: *Die Lust am Essen: eine psychoanalytische Studie*
(Orig.: Psychanalyse de la gourmandise, 1996, Paris, France).
Deutscher Taschenbuch-Verlag, München 1998

Hart, Carol: *Secrets of Serotonin.* Lynn Sonberg Book Associates, New York, USA 1996

Häusel, Hans-Georg: *Think Limbic: die Macht des Unbewussten verstehen und nutzen für Motivation, Marketing, Management.*
WRS Verlag, Planegg 2000

Heinz, Andreas: *Das dopaminerge Verstärkungssystem: Funktion, Interaktion mit anderen Neurotransmittersystemen und psychopathologische Korrelate.* Steinkopff, Darmstadt 2000

Heller, Richard F.; Heller, Rachael F.: *Die Fressbremse: Schluss mit Übergewicht bei Kohlenhydratsucht* (Orig.: The Carbohydrate Addict's Lifespan Program, 1997, New York, USA). Goldmann, München 2001

Hellinger, Bert: *Ordnungen der Liebe: ein Kursbuch.* Carl-Auer-Systeme, Heidelberg 1995

Hennig, Gudrun; Pelz, Georg: *Transaktionsanalyse: Ein Lehrbuch für Therapie und Beratung.* Herder, Freiburg im Breisgau; Basel; Wien 1997

Herpertz-Dahlmann, Beate: *Eßstörungen und Depression in der Adoleszenz.* Hogrefe, Göttingen; Bern; Toronto; Seattle 1993

Herriger, Catherine: *Die böse Mutter: warum viele Frauen dick werden und bleiben.* Heyne, München 1988

Hoebel, Bartley G.; Rada, Pedro V.; Mark, Gregory P.; Pothos, Emmanuel N.: *Neural systems for reinforcement and inhibition of behavior: Relevance to eating, addiction, and depression.* In: D. Kahnemann, E. Diener und N. Schwartz (Eds.): Well-being: Foundations of Hedonic Psychology. S. 560-574. Russell Sage Foundation, New York 1999

Hoffmann, Inge: *Fitmacher fürs Immunsystem: Abwehrschwächen erkennen und bekämpfen; Vitalstoffe, die Abwehrschwäche besiegen und vor Krankheiten schützen.* Mosaik, München 1996

Hüther, Gerald: *Bedienungsanleitung für ein menschliches Gehirn.* Vandenhoeck und Ruprecht, Göttingen 2001

Hüther, Gerald; Rüther, Eckart: *Das serotonerge System.* UNI-MED-Verlag, Bremen 2000

Hüther, Gerald: *Die Evolution der Liebe: was Darwin bereits ahnte und die Darwinisten nicht wahrhaben wollen.* Vandenhoeck und Ruprecht, Göttingen 1999

Hüther, Gerald: *Wie aus Stress Gefühle werden: Betrachtungen eines Hirnforschers.* Vandenhoeck und Ruprecht, Göttingen 1999

Hüther, Gerald: *Biologie der Angst: wie aus Streß Gefühle werden.* Vandenhoeck und Ruprecht, Göttingen 1997

Johnstone, Keith: *Improvisation und Theater: Die Kunst, spontan und kreativ zu agieren* (Orig.: Impro - improvisation and the theatre). Alexander-Verlag, Berlin 2000

Johnstone, Keith: *Theaterspiele: Spontaneität, Improvisation und Theatersport.* Alexander-Verlag, Berlin 1997

Jopp, Andreas: *Risikofaktor Vitaminmangel: wie Sie mit Vitaminen, Mineralstoffen und Spurenelementen Ihr Immunsystem stärken und Ihre Leistungsfähigkeit verbessern.* Haug, Stuttgart 2002

Kamen, Betty: *Der Chrom-Faktor: woran Chrommangel schuld ist, und was richtige Ernährung bewirkt* (Orig.: The chromium connection). Heyne, München 1997

Katherine, Anne: *Anatomy of a Food Addiction: The Brain Chemistry of Overeating.* Gürze Books, Carlsbad, CA, USA 1991

Kautzmann, Gabriele; Miketta, Gaby (Hrsg.): *Das Wunder im Kopf.* Zabert Sandmann, München 1999

Keppler, Cordula: *Bulimie: wenn Nahrung und Körper die Mutter ersetzen.* Walter, Solothurn; Düsseldorf 1995

Klein, Richard: *Schöne fette Welt: ein Lob der Fülle* (Orig.: Eat fat). Goldmann, München 1999

Klein, Stefan: *Die Glücksformel oder wie die guten Gefühle entstehen.* Rowohlt, Reinbek bei Hamburg 2002

Kotre, John: *Weiße Handschuhe: wie das Gedächtnis Lebensgeschichten schreibt* (Orig.: White Gloves, How We Create Ourselves Through Memory, 1995, New York, USA). Hanser, München; Wien 1996

Kotulak, Ronald: *Die Reise ins Innere des Gehirns: den Geheimnissen des menschlichen Gehirns auf der Spur* (Orig.: Inside The Brain. Revolutionary Discoveries of How the Mind Works, 1996,1997, Kansas City, USA). Junfermann, Paderborn 1998

Krahl, Gisela: *Mood Food: das Kochbuch für Lust & Laune.* Deutscher Taschenbuch-Verlag, München 1998

Kramer, Peter D.: *Glück auf Rezept: der unheimliche Erfolg der Glückspille Fluctin* (Orig.: Listening to Prozac. A Psychiatrist Explores Antidepressant Drugs and the Remaking of the Self, 1993, USA). Kösel, München 1995

Landis, Robyn: *BodyFood: schlemme Dich schlank und fit = Bodyfueling* (Orig.: Bodyfueling, 1994). Rowohlt, Reinbek bei Hamburg 1997

Langsdorff, Maja: *Die heimliche Sucht, unheimlich zu essen: Bulimie - Verstehen und heilen.* Fischer-Taschenbuch, Frankfurt am Main 2002

Laudan, Rachel: *Der Ursprung der modernen Küche.* In: Spektrum der Wissenschaft, Februar 2001, S. 66 ff. Spektrum d. Wiss., Heidelberg

Lawrence, Marilyn (Hrsg.): *Satt aber hungrig: Frauen und Essstörungen.* Rowohlt, Reinbek bei Hamburg 1989

LeDoux, Joseph: *Das Netz der Gefühle: wie Emotionen entstehen* (Orig.: The Emotional Brain. The Mysterious Underpinnings of Emotional Life, 1996, New York). Hanser, München; Wien 1998

Leonard, William R.: *Menschwerdung durch Kraftnahrung.* In: Spektrum der Wissenschaft, Mai 2003, S. 30 ff. Spektrum d. Wiss., Heidelberg

Lesser, Michael; Kapklein, Colleen: *The Brain Chemistry Diet: The Personalized Prescritption for Balancing Mood, Relieving Stress, and Conquering Depression, Based on Your Personality Profile.* Perigee Books, New York, USA 2002

Lesser, Michael; Kapklein, Colleen: *The Brain Chemistry Plan: The Personalized Nutritional Prescritption for Balancing Mood, Relieving Stress, and Conquering Depression.* Perigee Books, New York, USA 2002

Logue, Alexandra W.: *Die Psychologie des Essens und Trinkens* (Orig.: The psychology of eating and drinking). Spektrum, Heidelberg; Berlin 1998

Lübeck, Walter: *L-Carnitin: ein Fitmacher ganz besonderer Art.* Windpferd, Aitrang 1998

Lüthi, Cornelia Andrea: *Feed your Brain: Brainfood mach leistungsfähiger und denkschneller.* Orell Füssli, Zürich 1998

Markert, Dieter F.: *Die Markert-Diät in der ärztlichen Praxis: Grundlagen moderner Diätetik.* Haug, Heidelberg 1999

Masters, Roger D.; McGuire, Michael T.: *The Neurotransmitter Revolution: Serotonin, Social Behavior, and the Law*, Southern Illinois University, with a foreword by Margaret Gruter. Southern Illinois University Press, Carbondale, IL, USA 1994

McKenna, Terence; Pieper, Werner: *Die süßeste Sucht: ist Zucker eine Killer-Droge?* Pieper's MedienXperimente, Löhrbach 1994

Miketta, Gaby: *Netzwerk Mensch: Psychoneuroimmunologie: den Verbindungen von Körper und Seele auf der Spur; eine neue Wissenschaft revolutioniert unser medizinisches Weltbild.* Trias, Stuttgart 1991

Mohr, Klaus: *Auflösung der Angst: Wege zur seelischen Ökologie.* Bircher-Benner-Verlag, Friedrichsdorf im Taunus 2001

Montignac, Michel: *Montignac-Rezepte und -Menues oder die feine Küche nach der Methode Montignacs* (Orig.: Recettes et menus Montignac). Artulen, Offenbach 1995

Montignac, Michel: *Essen gehen und dabei abnehmen* (Orig.: Comment maigrir en faisant des repas d'affaires). Deutscher Taschenbuch-Verlag, München 1995

Montignac, Michel: *Ich esse, um abzunehmen: die Methode Montignacs* (Orig.: La méthode Montignac). Artulen, Offenburg 1994

Morawietz, Horst: *Leb' dich schlank: das körpereigene Schlankheitsprogramm entdecken, aktivieren, nutzen.* Verlag Gesundheit, Berlin 2000

Mühleib, Friedhelm: *Essen macht Laune: Stimmungsmacher von Ananas bis Zimt.* Gräfe und Unzer, München 1999

Oberbeil, Klaus: *Fit durch Proteine: Powernahrung für Fitness und Vitalität.* Südwest, München 2000

Oberbeil, Klaus: *Fit durch Vitamine: mit den Biostoffen zu Gesundheit und Vitalität.* Südwest, München 1999

Oberbeil, Klaus: *Fit ohne Fett: ein Leben lang schlank, vital und glücklich.* Südwest, München 1999

Oberbeil, Klaus: *Abnehmen durch Biostoffe: Nahrungsmittel, die wirksam Kalorien reduzieren.* Südwest, München 1996

Oberbeil, Klaus: *Fit durch Mineralien und Spurenelemente.* Südwest, München 1995

Oberbeil, Klaus: *Fit durch gesunde Ernährung: die Ernährungs-Revolution: essen Sie sich glücklich.* Südwest, München 1994

Oberbeil, Klaus: *Neugeboren durch Biostoffe: jung sein, schön sein, fit sein durch die Wirkung von Vitaminen, Spurenelementen, Enzymen und Mineralien.* Südwest, München 1994

Orbach, Susie: Magersucht: *Ursachen und neue Wege der Heilung* (Orig.: Hungerstrike). Econ-Taschenbuch, Düsseldorf 1997

Orbach, Susie: *Anti-Diätbuch II: eine praktische Anleitung zur Überwindung von Esssucht* (Orig.: Fat is a feminist issue II). Frauenoffensive, München 1984

Orbach, Susie: *Anti-Diätbuch: über die Psychologie der Dickleibigkeit, die Ursachen von Esssucht* (Orig.: Fat is a feminist issue). Frauenoffensive, München 1979

Ornstein, Robert E.: *Evolution des Bewusstseins: Ursprünge und Perspektiven* (Orig.: The evolution of consciousness). Verlag für Angewandte Kinesiologie, Freiburg im Breisgau 1991

Ornstein, Robert E.: *Multimind: ein neues Konzept des menschlichen Geistes; Ergebnisse der Humanwissenschaften für Erziehung, Therapie und Management* (Orig.: Multimind). Junfermann, Paderborn 1989

Ornstein, Robert E.; Thompson, F. Richard: *Unser Gehirn: das lebendige Labyrinth* (Orig.: The amazing brain). Rowohlt, Reinbek bei Hamburg 1986

O'Rourke, D.; Wurtman, J.; Wurtman, R.; Tsay, R.: *Aberrant Snacking Patterns and Eating Disorders in Patients with Obsessive Compulsive Disorder.* Journal of clinical Psychiatry, 55:10:00 1994

Paczensky, Gert von; Dünnebier, Anna: *Kulturgeschichte des Essens und Trinkens.* Orbis-Verlag, München 1994

Pater, Siegfried: *Zuckerwasser: Vom Coca-Cola-Imperium.* Retap-Verlag, Bonn 2002

Peeke, Pamela: *Fettfalle 40: warum Diäten ab 40 ins Leere laufen ; wie Sie Fetthormone stoppen; das revolutionäre Programm des National Institute of Health (USA)* (Orig.: Fight Fat after Forty, 2000, New York, USA). Midena, München 2001

Pert, Candace B.: *Moleküle der Gefühle: Körper, Geist und Emotionen* (Orig.: Molecules of Emotion: Why You Feel the Way You Feel, 1997, New York). Rowohlt, Reinbek bei Hamburg 2001

Philpott, William H.; Dwight, K. Kalita, Foreword by Linus Pauling: *Brain Allergies: The Psychonutriet and Magnetic Connections.* Keats Publishing, Lincolnwood, Illinois, USA 2000

Pinel, John P. J.; Wolfram Boucsein (Hrsg.): *Biopsychologie* (Orig.: Biopsychologie). Spektrum, Heidelberg; Berlin 2001

Pollmer, Udo u.a.: *Prost Mahlzeit!: krank durch gesunde Ernährung.* Kiepenheuer und Witsch, Köln 1999

Pollmer, Udo u.a.: *Liebe geht durch die Nase: was unser Verhalten beeinflusst und lenkt.* Kiepenheuer und Witsch, Köln 1997

Puhn, Adele: *Die revolutionäre Stoffwechsel-Diät* (Orig.: The 5-day miracle diet). Mosaik, München 1996

Rauland, Marco: Chemie der Gefühle. Hirzel, Stuttgart; Leipzig 2001

Rehner, Gertrud; Daniel, Hannelore: *Biochemie der Ernährung.* Spektrum, Heidelberg; Berlin 2002

Reindl, Sheila M.: *Sensing The Self: Women's Recovery From Bulimia.* Harvard University Press, Cambridge, Massachusetts, USA 2001

Rivas, Paul; Tremblay, E.A.: *Turn off the Hunger: Switch Naturally.* Avery Books, New York, USA 2003

Robert, Jacques-Michel: *Das Gehirn* (Orig.: Le cerveau, 1994, France). BLT, Bergisch-Gladbach 1998

Robertson, Joel; Monte, Tom: *Natural Prozac: Learning to Release Your Body's Own Anti-Depressants.* Harper Collins, New York, USA 1997

Robertson, Joel; Monte, Tom: *Peak-Performance Living.* Harper Collins, New York, USA 1996

Rosenfield, Israel: *Das Fremde, das Vertraute und das Vergessene: Anatomie des Bewusstseins* (Orig.: The strange, familiar and forgotten). S. Fischer, Frankfurt am Main 1992

Rost, Wolfgang: Emotionen: *Elixiere des Lebens.* Springer, Berlin; Heidelberg; New York 2001

Roth, Gerhard: *Fühlen, Denken, Handeln: wie das Gehirn unser Verhalten steuert.* Suhrkamp, Frankfurt am Main 2001

Roth, Gerhard: *Das Gehirn und seine Wirklichkeit: kognitive Neurobiologie und ihre philosophischen Konsequenzen.* Suhrkamp, Frankfurt am Main 1997

Rubner, Jeanne: *Vom Wissen und Fühlen: Einführung in die Erforschung des Gehirns.* Deutscher Taschenbuch-Verlag, München 1999

Rudolf, Gerd: *Psychotherapeutische Medizin: ein einführendes Lehrbuch auf psychodynamischer Grundlage*, 3. Auflage 1996. Enke, Stuttgart 1993

Rüegg, Johann Caspar: P*sychosomatik, Psychotherapie und Gehirn: neuronale Plastizität als Grundlage einer biopsychosozialen Medizin.* Schattauer, Stuttgart; New York 2001

Sacker, Ira M.; Zimmer, Marc A.: *Dying To Be Thin.* Warner Books, New York, USA 1987

Schaenzler, Nicole: *Säure-Basen-Diät: die besten Rezepte zur gezielten Entsäuerung.* Südwest, München 1998

Schandry, Rainer: *Biologische Psychologie.* Beltz, Weinheim; Basel; Berlin 2003

Schauder, Peter; Ollenschläger, Günter: *Ernährungsmedizin: Prävention und Therapie.* Urban und Fischer, München; Jena 1999

Sears, Barry; Lawren, Bill: *Das Optimum: Die Sears Diät* (Orig.: The zone). Econ, München; Düsseldorf 1999

Selvini Palazzoli, Mara; Cirillo Stefano; Selvini Matteo; Sorrentino, Anna Maria: *Anorexie und Bulimie: neue familientherapeutische Perspektiven* (Orig.: Ragazze anoressiche e bulimiche). Klett-Cotta, Stuttgart 1999

Selvini Palazzoli, Mara; Cirillo Stefano; Selvini Matteo; Sorrentino, Anna Maria: *Die psychotischen Spiele der Familie* (Orig.: I giochi psicotici nella famiglia, 1988, Mailand, Italien). Klett-Cotta, Stuttgart 1992

Sheppard, Kay: *From the First Bite: A Complete Guide to Recovery from Food Addiction*. Health Communications, Deerfield Beach, FL, USA 2000

Sheppard, Kay: *Food addiction: the body knows*. Health Communications, Deerfield Beach, FL, USA 1993

Snyder, Solomon H.: *Chemie der Psyche: Drogenwirkung im Gehirn* (Orig.: Drugs and the brain). Spektrum d. Wiss., Heidelberg 1988

Somer, Elizabeth: *The Origin Diet: How Eating Like Our Stone Age Ancestors Will Maximize Your Health*. Henry Holt, New York, USA 2001

Somer, Elizabeth: *Food & Mood: The Complete Guide to Eating Well and Feeling Your Best*. Henry Holt, New York, USA 1999

Somer, Elizabeth: *Age-Proof Your Body: Your Complete Guide To Lifelong Vitality*. Quill, New York, USA 1998

Spitzer, Manfred: *Geist im Netz: Modelle für Lernen, Denken und Handeln*. Spektrum, Heidelberg; Berlin 2000

Springer, Sally P.; Deutsch, Georg: *Linkes Gehirn - rechtes Gehirn* (Orig.: Left brain - right brain). Spektrum, Heidelberg; Berlin 1998

Steward, H. Leighton u.a.: *Zucker-Knacker: das Ernährungskonzept der Zukunft; dauerhafter Gewichtsverlust durch veränderten Umgang mit Zucker* (Orig.: Sugar busters). Goldmann, München 1999

Stimmer, Franz: *Suchtlexikon*. Oldenbourg, München; Wien 2000

Stoll, Andrew L.: *The Omega-3 Connection: The Groundbreaking Antidepression Diet and Brain Program*. Simon and Schuster, New York, USA 2001

Strunz, Ulrich; Jopp Andreas: *fit mit fett*. Heyne-Verlag, München 2002

Strunz, Ulrich: *Die Diät*. Heyne, München 2002

Strunz, Ulrich; Jopp Andreas: *Forever young - topfit mit Vitaminen: Mehr Leistungskraft und Lebensfreude*. Gräfe und Unzer, München 2001

Strunz, Ulrich: *Forever young: das Erfolgsprogramm*. Gräfe und Unzer, München 1999

Talbott, Shawn: *The Cortisol Connection: The Cortisol Connection: Why Stress Makes You Fat And Ruins Your Health - And What You Can Do About it*. Hunter House Publ., Alameda, CA, USA 2002

Tarrach, Jürgen; Ortner, Klaus: *Richtig Fressen: Rezepte zum Sattwerden*. Kiepenheuer und Witsch, Köln 2003

Thompson, Richard F.: *Das Gehirn: von der Nervenzelle zur Verhaltenssteuerung*, 3. Auflage 2001 (Orig.: The brain). Spektrum, Heidelberg; Berlin 2001

Treutwein, Norbert: *Übersäuerung, krank ohne Grund?: Krankheiten erkennen, die Störungen im Säure-Basen-Haushalt natürlich und wirksam ausgleichen*. Südwest, München 1996

Troch, Achim: *Stress und Persönlichkeit: eine problemorientierte Einführung in die Tiefenpsychologie von Sigmund Freud und Alfred Adler*. E. Reinhardt, München; Basel 1979

Van der Kolk, Bessel A.; McFarlane, Alexander C.; Weisaeth, Lars (Hrsg.): *Traumatic Stress: Grundlagen und Behandlungsansätze; Theorie, Praxis und Forschung zu posttraumatischem Streß sowie Traumatherapie* (Orig.: Traumatic Stress: The Effects of Overwhelming Experience on Mind, Body and Society, 1996, New York, USA). Junfermann, Paderborn 2000

Vasey, Christopher: *Das Säure-Basen-Gleichgewicht: die Quelle für Vitalität und Wohlbefinden* (Orig.: L' équilibre acido-basique). Midena, Küttigen/Aarau 1992

Vaughan, Susan: *Halb leer? Halb voll!: die Wurzeln des Optimismus* (Orig.: Half empty, half full). Deutscher Taschenbuch-Verlag, München 2001

Vester, Frederic: *Neuland des Denkens: vom technokratischen zum kybernetischen Zeitalter.* Deutscher Taschenbuch-Verlag, München 1984

Vester, Frederic: *Phänomen Streß: wo liegt sein Ursprung, warum ist er lebenswichtig, wodurch ist er entartet?* Deutscher Taschenbuch-Verlag, München 1978

Vincent, Jean-Didier: *Biologie des Begehrens: wie Gefühle entstehen* (Orig.: Biologie des passions). Rowohlt, Reinbek bei Hamburg 1990

Wardetzki, Bärbel: *Weiblicher Narzissmus: der Hunger nach Anerkennung.* Kösel, München 1991

Wassmann, Claudia: *Die Macht der Emotionen: wie Gefühle unser Denken und Handeln beeinflussen.* Wiss. Buch-Ges., Darmstadt 2002

Willet, Walter C.: *Macht gesunde Ernährung krank?* In: Spektrum der Wissenschaft, März 2003, S. 58 ff. Spektrum d. Wiss., Heidelberg

Wilson, James L.; Foreword by Johnathan V. Wright: *Adrenal Fatigue: The 21st Century Stress Syndrome.* Smart Publ., Petaluma, CA, USA 2001

Wolff, Dörten: *Die revolutionäre Impuls-Diät: schlank werden mit Appetit, abnehmen, gesund werden, sich wohl fühlen wie von selbst.* Mosaik, München 2001

Worm, Nicolai: *Syndrom X oder Ein Mammut auf den Teller: Mit Steinzeitdiät aus der Ernährungsfalle.* Hallwag, Bern 2000

Wurtman, Judith: *Obesity, Weight gain and dieting.* Editors: Steiner, M, Yonkers, K., Eriksson, E. Publisher Martin Dunitz: Mood Disorders in Women 2000

Wurtman, Judith; Suffers, Susan: *The Serotonin Solution: The potent brain chemical that can help you stop bingeing, lose weight and feel great.* Ballantine Books, New York, USA 1996

Wurtman, Judith: *Carbohydrate Craving: Relationship between Carbohydrate Intake and Disorders of Mood Drugs 39* (Suppl. 3), 49-52 1990

Wurtman, Judith: *Carbohydrate Cravings: A disorder of food intake and Mood. Clinical Neuropharmacology.* Vol 11 Suppl 12 pp 139-s14 1988

Wurtman, Judith: *Managing Your Mind and Mood Through Food.* Rawson Associates, New York, USA 1986

Wurtman, R. and Wurtman, J.: *Serotoninergic Mechanisms and obesity. Journal of Nutrition Biochemistry* (9:511-515) 1998

Wurtman, R. and Wurtman, J.: *The Use of Carbohydrate-rich snacks to Modify Mood State: A factor in the Production of Obesity..The Biology of Feast and Famine,* Academia Press, Inc. p 151-156. 1992

Wurtman, R. and Wurtman, J.: *Carbohydrates and Depression.* Scientific American 1989

Zehentbauer, Josef: *Körpereigene Drogen: die ungenutzten Fähigkeiten unseres Gehirns.* Artemis und Winkler, München; Zürich 2000

Zerbe, Kathryn J.: *The Body Betrayed: A Deeper Understanding of Women, Eating Disorders, and Treatment.* Gürze Books, Carlsbad, CA, USA 1993

Ziegler, Eugen; Bachmann, Christian (Hrsg.): *Zucker - die süße Droge: medizinische und kulturgeschichtliche Aspekte eines Suchtmittels.* Birkhäuser, Basel; Boston 1987

Zittlau, Jörg: *Die Adam und Eva Diät: Gemeinsam leben kochen abnehmen.* Eichborn, Frankfurt am Main 2003

In dem vorliegenden Werk behandelt die Autorin den Zusammenhang zwischen Zuckerkonsum und Bulimie. Sie verarbeitet aktuelle wissenschaftliche Veröffentlichungen und eigene therapeutische Erfahrungen zu der These, dass Zucker eine suchtauslösende Substanz ist und bei der Entstehung und Aufrechterhaltung der Bulimie eine relevante Rolle spielt. Auf der Basis dieser These gibt sie Empfehlungen, welche Ernährung den Ausstieg aus Bulimie und Binge Eating unterstützen kann. Ebenso werden einige Nahrungsergänzungsmittel genannt.

Die Autorin weist darauf hin, dass eine sorgfältige Abklärung der empfohlenen Nahrungsergänzungsmittel zusammen mit einem Arzt erfolgen sollte, insbesondere dann, wenn irgendeine sonstige Erkrankung vorliegt und gegen diese Medikamente eingenommen werden.

Alle Empfehlungen sind von Autorin und Verlag sorgfältig erwogen und geprüft, sie entstanden auf der Basis einer jahrelangen Arbeit. Sie bieten jedoch keinen Ersatz für eine eventuell notwendige therapeutische oder medizinische Behandlung. Alle Angaben in diesem Buch erfolgen daher ohne jegliche Gewährleistung oder Garantie seitens des Verlages oder der Autorin. Eine Haftung der Autorin bzw. des Verlages und seiner Beauftragten für Personen, Sach- und Vermögensschäden ist ausgeschlossen.